Dietmar Weiß

# Internistische & hinterlistige Betrachtungen

Dietmar Weiß

# Internistische & hinterlistige Betrachtungen

## Ein Leben als Arzt, Maler, Schreiber und Patient

*Titelbild*: Dietmar Weiß (›*Das mechanische Herz*‹ (2010), Acryl). Auch die Bilder im Text stammen vom Autor.

Bibliografische Information der Deutschen Nationalbibliothek: Die Deutsche Nationalbibliothek verzeichnet diese Publikation in der Deutschen Nationalbibliografie; detaillierte bibliografische Daten sind im Internet über *www.dnb.de* abrufbar.

D. Weiß, ›*Internistische & hinterlistige Betrachtungen*‹
Originalausgabe

Gestaltung & Verlag: Ganymed Edition, Hemmingen
ISBN 978-3-946223-80-1
(auch als eBook ISBN 978-3-946223-81-8)

Printed in Germany

# Inhalt

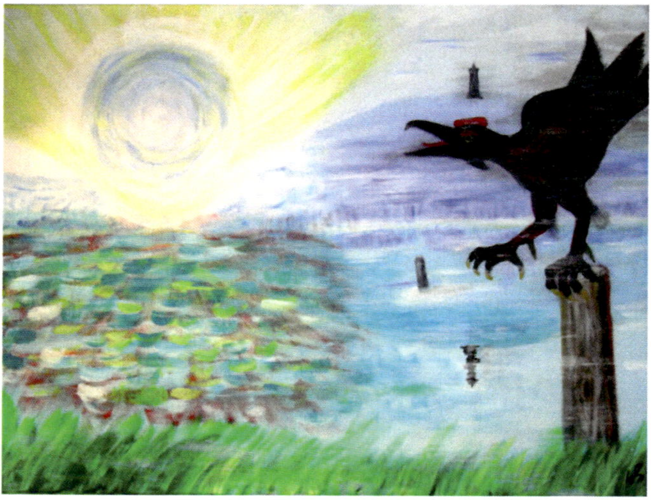

*›Sich auflösende Landschaft‹ (2007)*

## Vorwort

Na also, jetzt hast du – wer auch immer du sein magst – tatsächlich dieses Heft in einer verstaubten Kiste auf dem Dachboden gefunden, wie ich mir das vorgestellt habe, als ich diese Lebenserinnerungen in den Jahren 2006 und 2019 zu Papier gebracht habe.

Ich habe mir gedacht, dass du so vierzehn bis siebzehn Jahre alt sein könntest, möglicherweise Enkel oder Urenkel; wahrscheinlich habe ich dich ja nicht mehr kennengelernt, und du hast vielleicht höchstens mal gehört, dass es unter deinen Vorfahren einen Landarzt gab, der irgendwann sowas wie seine Memoiren geschrieben hat, aber bald hat keiner mehr gewusst, wo das Heft geblieben ist. Aber jetzt hast du es in der Hand!

Nun, erwarte bitte nicht zu viel. Man kann in Memoiren nicht über alles schreiben, mit Rücksicht darauf, dass doch irgendjemand sie irgendwann lesen könnte und so bleiben sie immer unvollständig. Ich kann mir aber vorstellen, dass es dich doch interessiert zu erfahren, wie deine Vorfahren am Ende des 20. Jahrhunderts gelebt haben, und welche Schikanen man sich schon damals ausgedacht hat, Ärzten ihren ohnehin stressigen Beruf noch zu erschweren. Ich gehe mal davon aus, dass es zu deiner Zeit Ärzte ohnehin nicht mehr geben wird, sondern einerseits Medizinaltechniker und andererseits Scharlatane, die Tendenz geht ja jetzt schon dahin.

Okay, ich weiß natürlich aus eigener Erfahrung, dass man sich in der Jugend für das Vorleben der Eltern nicht besonders interessiert, man ist ja auch zu sehr mit sich selbst beschäftigt. Ich habe zum Beispiel meinen Vater nie gefragt, wie es ihm im Krieg ergangen ist, weiß nur von einer Granatsplitterverwundung im Bauch, die Narbe sah man ja immer beim Schwimmen, und er selbst hat auch lieber geschwiegen.

Heute würde ich gern mit ihm darüber reden und viel mehr vom Krieg erfahren, den wir ja auch vielleicht doch noch einmal erleben – und wohl nicht überleben – werden; nach der jetzt schon so lang andauernden Friedensperiode in der westlichen Welt kriechen ja die Ratten in Gestalt inkompetenter und psychopathischer Regierungschefs wieder aus ihren Löchern. Der Mensch ist nun einmal das unberechenbarste und gefräßigste aller Raubtiere.

So, das musste gesagt sein. Bevor deine Taschenlampe jetzt den Geist aufgibt, gehst du wohl besser in die Dachkammer nebenan, dort fällt genug Licht durch die Dachluke. Ich werde mich bemühen, so zu schreiben, dass du das Heft nicht gleich wieder in die Kiste zurücklegst, aber es kann natürlich sein, dass ihr zu eurer Zeit ganz andere Interessen habt als lesen, dann bin ich dir nicht böse, und wir vergessen das Ganze, aber immerhin hast du jetzt so etwas wie ein kleines Geheimnis, und dann war es nicht umsonst geschrieben.

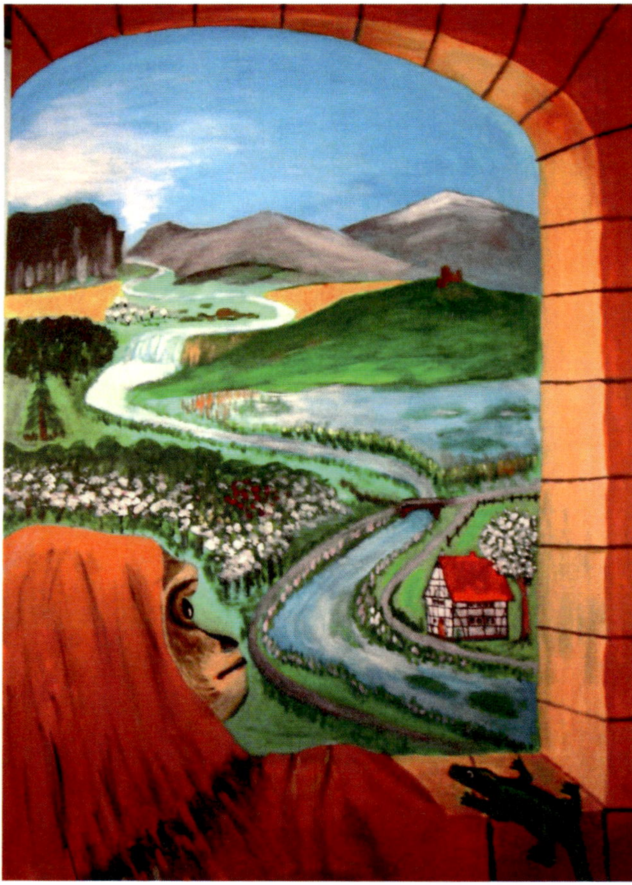

›Ausblick‹ (2007)

## Kindheit

Ich weiß natürlich nicht, ob ihr in der Schule noch etwas von den beiden Weltkriegen erfahrt, die in der ersten Hälfte des 20. Jahrhunderts ganz Europa verwüsteten und vielen Millionen Menschen das Leben kosteten, aber selbst in solch mörderischen Zeiten werden wieder Menschen geboren, und dazu gehörte auch ich.

Jedenfalls erblickte ich im Juni 1944 in Kanth bei Breslau, im damaligen Schlesien, das Licht einer allerdings fast vollständig verfinsterten Welt. Meine Mutter berichtete in ihren leider sehr unvollständigen Memoiren von einer doppelseitigen Lungenentzündung, die ich mir auf der Flucht nach Westen zugezogen habe, und dass der nur widerwillig schließlich erschienene Arzt (verständlich, er heiratete am selben Tag), nicht damit gerechnet habe, mich am nächsten Tag lebend wiederzusehen. So aber hatte ich schon sehr früh zum ersten Mal die Kurve gerade noch gekriegt – es sollte nicht das letzte Mal sein.

Erste Erinnerungen habe ich an das Haus in Ronnenberg bei Hannover, in das wir nach Flucht und Kriegsende einquartiert wurden, schließlich wieder vereint mit meinem Vater nach seiner Entlassung aus der Kriegsgefangenschaft. Im Gedächtnis sind mir vor allem das große Pferd, das einmal in der angrenzenden Scheune stand, die Ratten auf den Toiletten, Kartoffeln roden auf den Feldern, auf der Müllkippe mit meinem Vater, Verwertbares aussortieren, Hühner im Garten, die ich mit einem anderen Jungen beobachtete, wie sie unter einer kleinen Abdeckung verschwanden und wieder auftauchten.

Eines Tages ging ich mit einem Pfennigstück zum Kaufmann nebenan und bekam tatsächlich eine Tüte mit den begehrten kleinen Schokoladenplätzchen. In Erinnerung sind auch die vielen Panzer, die am Haus vorbei ratterten, der Kachelofen in der Küche, die Großeltern mütterlicherseits im

Zimmer nebenan, der gelegentliche Besuch bei Onkel und Tante am anderen Ende des Ortes. Man musste an der Bahn entlang, und eine Schar Gänse, die sich bedrohlich schnatternd jedes Mal näherte, machte den Ausflug zum Abenteuer.

Es gab auch die Wege zu einem kleinen Garten, immer links die Hauptstraße entlang; zum Sportplatz geradeaus, mein Vater im Handballtor, Tischtennis gegenüber in oder vor der Gaststätte, stillsitzen, während mein Vater mich zeichnete (das Blatt habe ich noch heute). Einmal wurde er mit dem Krankenwagen weggebracht, war aber bald zurück – das mit dem ›Kurve kriegen‹ habe ich von ihm. Meine Mutter behauptete immer, sie habe ihm damals das Leben gerettet, weil sie sich vor den Operations-Saal gestellt habe und die geplante Operation (wohl wegen des Granatsplitters im Bauch) verhindert habe. Das ist ihr dann selbst an ihrem Lebensende noch zum Verhängnis geworden, als sie sich starrköpfig gegen die nun wirklich notwendige Operation wegen eines eingeklemmten Dünndarms wehrte.

Später kamen Geschwister, erst Zwillingsschwestern, wieder zwei Jahre später ein Bruder. Als die Hebamme kam, begrüßte ich sie mit: ›Herein, herein, wenn's auch kein Schneider ist‹.

Die Schule in Ronnenberg besuchte ich, soweit erinnerlich, nur wenige Tage, dann erfolgte der Umzug – mit angetrunkenem Fahrer auf einem Kohlenwagen – nach Hannover-Waldhausen, wo meine Eltern ein kleines Holzhaus auf einem, wie uns damals schien, riesigen Gartengrundstück mit kleinem Wäldchen hatten errichten lassen. Sie hatten nach dem Krieg eine postalische Toto- und Lotto-Annahmestelle übernommen, und offenbar haben die Leute schon damals, oder gerade damals, viel getippt, denn es gab immer viel Arbeit, die wir Kinder auch mit übernehmen mussten, was für uns aber eher ein Spiel war.

Ein Erlebnis war immer das Ausleeren der Jauchegrube, denn es gab noch keinen Anschluss an die Kanalisation, und vor allem das Verteilen der stinkenden Jauche auf den Beeten. Mein Vater studierte damals auch noch Tiermedizin, und wir hatten neben den Hunden fast immer Hühner im Garten – beim Bau der Hühnerställe machte mir vor allem das Nageln viel Spaß, und ich tat es vorwiegend mit links, obwohl man mir das Schreiben mit rechts beigebracht hatte. Keinen Spaß hatten wir, wenn der Vater sich anschickte, die Hühner zu schlachten, da sahen wir immer ängstlich hinter den Gardinen zu, wie die kopflosen Hühner noch eine Weile umherflatterten, und wir weigerten uns strikt, das Hühnerfleisch zu essen. Wie eine Entschädigung war es aber, das Ausbrüten und Schlüpfen der Küken beobachten zu dürfen.

Ich weiß nicht, ob du das nachvollziehen kannst, aber obwohl wir noch keine Handys und Computer, damals nicht einmal ein Fernsehgerät hatten:. Eigentlich fehlte uns nichts in unserer Kindheit, da war der große Garten, später mit vielen Spiel- und Turngeräten, Sandgrube, Schwimmbecken, sogar ein kleiner Tennisplatz, da war der nahe Wald mit einem kleinen Bach, in dem damals noch Kaulquappen schwammen. Mit dem Fahrrad konnte man stundenlang durch die Wälder der Umgebung streifen. Zur

Schule brauchte man nur ein kleines Stück durch den Wald zu gehen; besonders lästig fand ich die Schule nicht, ich hatte bald erkannt, dass die Lehrer einen in Ruhe ließen, wenn man sie nicht ärgerte. Mit den Schulkameraden konnte man prima im Wald spielen, vor allem Reiterkämpfe, wobei ich, da ich immer der Kleinste war, als Reiter besonders begehrt war. Später gab es sogar Fußballplätze in der Umgebung mit Toren und immer bessere Bälle – was wollte man mehr?

Spielt ihr noch selbst Fußball, obwohl das Spiel ja eigentlich längst zu einem vom Geld dominierten Event verkommen ist? Für uns gab es nichts Schöneres, als hinter dem runden Leder herzujagen. Und kannst du verstehen, dass das allergrößte Erlebnis meiner Kindheit und Jugend der Gewinn der Weltmeisterschaft im Fußball 1954 war? Am Radio natürlich – noch heute kann ich mich hineinversetzen, wie ich als Zehnjähriger am Fenster rücklings auf dem Sessel hockte, regungslos gebannt durch die Reportage von Herbert Zimmermann, und noch heute bekomme ich eine Gänsehaut, wenn Szenen, meist natürlich das Siegtor zum 3:2 gegen den haushohen Favoriten Ungarn, im Radio eingespielt werden. Natürlich habe ich erst sehr viel später begriffen, was das ›Wunder von Bern‹ nach den katastrophalen Kriegsereignissen für die Erwachsenen bedeutete.

Eines Tages war die heile Welt der Kindheit plötzlich zu Ende; es war ein heißer Sommertag, als mein Großvater, ein ehemaliger Polizeireiter, wohl knapp über sechzig, plötzlich verstarb. Auch hier eine Erinnerung, die sich ins Gedächtnis eingebrannt hat: Ich saß im Garten auf der Hundehütte, als meine Mutter aus dem Haus stürzte und nach meinem Vater rief: Der Opa stirbt!

Ich war mit etwa zehn Jahren damals alt genug, um zu verstehen, dass ja auch ich sterben könnte, aber noch nicht alt genug, um das Risiko abschätzen zu können. Die Folge waren monatelang anhaltende Angstzustände, auch eine Zeit lang Arztbesuche, ich erinnere mich an den Geruch von Baldrian, den ich in Tropfenform einnehmen musste. Aber mit dem Übergang in die Jugendzeit kam auch der unerschütterliche Glaube der Jugend an die eigene Unsterblichkeit zurück. Auf dem Friedhof war es mir aber, wie ja den meisten Menschen, noch viele Jahre unheimlich. Heute freilich bin ich ein ausgesprochener Friedhofs-Fan, kann sein, dass ich hier so etwas wie meine ›Gesammelten Werke‹ suche.

Ich weiß nicht, ob du schon Erfahrungen gemacht hast mit dem Tod. Ich meine nicht in Filmen oder im Fernsehen, sondern in der Wirklichkeit. Eines kann ich dir zu deiner Beruhigung sagen: In der Wirklichkeit ist nichts ganz so dramatisch und tragisch wie im Film, und schließlich sind wir ja die bei weitem überwiegende Zeit tot, also ist das der Normalzustand, unnormal und gefährlich (manchmal auch schön) ist nur das Leben. Und bisher hat es noch jeder geschafft, zu sterben, auch Leute, die sonst nichts auf die Reihe kriegen, also muss es doch das Leichteste von der Welt sein.

Wenn ich die Todesanzeigen meiner Patienten gesammelt hätte, könnte ich heute eine ganze Wand damit tapezieren, es waren nur wenige darunter, die offensichtlich Angst vor dem Sterben hatten. Die meisten hatten eher Angst vor dem Leben, und die

Angst ist ja längst die häufigste Krankheit geworden.

Als Kind denkt man immer, Erwachsene haben keine Angst, nur Kinder, aber glaub mir, es ist eher umgekehrt. Erwachsene sind auch nur groß gewordene Kinder. Nimm ein bisschen Rücksicht auf sie.

## Schulzeit

Die nächste Beerdigung, zu der ich gehen musste, war die meines Onkels. Den hatte es schon mit knapp über fünfzig erwischt, plötzlich auf der Straße fiel er um. Nicht lange zuvor hatten wir noch seinen fünfzigsten Geburtstag gefeiert, eine Feier von legendären Ausmaßen – was den Alkoholkonsum angeht. Überhaupt, was haben die Leute nach dem Krieg gesoffen! Heute kaum noch vorstellbar.

Mein Onkel war immer der Lustigste in der Verwandtschaft und ungemein schlagfertig, er wäre bestimmt auch dann mein Lieblingsonkel gewesen, wenn ich noch andere gehabt hätte. Sein Tod ging mir verdammt nahe, obwohl ich damals, etwa achtzehn Jahre alt, keine Angst vor dem Tod mehr hatte. Ich habe noch jahrelang jeden Abend für ihn gebetet –, als ich noch gebetet habe –, denn natürlich glaubte ich alles, was man mir in der Kirche erzählt hatte und war ein guter Konfirmand, die goldene Uhr, die es dafür gab, habe ich noch immer. Heute kann ich mich eigentlich nur darüber amüsieren, dass man uns als großen Fortschritt verkauft hat, dass die Christen nur noch an einen Gott glauben, anstatt wie die ›Heiden‹ an eine ganze Kompanie. Was nicht heißen soll, dass es gar kein göttliches Wesen gibt, denn es ist ja fraglich, ob unser Gehirn, das zur Gänze aus Molekülen besteht, die aus dieser Welt sind, überhaupt etwas denken kann, was es nicht gibt oder gab, zumindest in irgendeinem der unzähligen Universen im Mikro- oder Makrokosmos. Übrigens, hast du schon ein Teleskop? Wenn nicht, dann lass dir eins schenken, damit du merkst, wie unwichtig wir sind.

Wichtig werden können wir nur für einen anderen Menschen, so wie mein Onkel wichtig war für mich, auch wenn er mir außer Witzen, die ich eh schnell vergaß, nichts beigebracht hat. Na, mein Onkel hat bestimmt nicht damit gerechnet, dass er mal als Geist in meinen Memoiren erscheinen würde.

Was gab es sonst noch Bemerkenswertes in meiner Jugend? Unvergesslich sind mir die ›Blauen Briefe‹, die es gemeinerweise immer über Weihnachten gab, wenn nämlich die Versetzung in die nächste Klasse laut unerforschlichem Beschluss meiner Lehrer gefährdet oder gar zweifelhaft war. Ich habe bewiesen, dass auch Lehrer irren können.

Einmal blieb der ängstlich erwartete Blaue Brief aus, man hatte ihn versehentlich an eine falsche Adresse geschickt, aber damit war Weihnachten erst mal gerettet. Als ich dann mit einem Lateinlehrer gar nicht mehr klar kam, und definitiv die 6 drohte, hat sich besagter Lateinlehrer aufgehängt, ich sage ja nicht meinetwegen, aber danach ging es wieder besser. Gerade die Kurve noch gekriegt. Merke: Die wenigsten weinen, wenn einer stirbt, denn die meisten haben Vorteile davon. Latein habe ich aber wirklich nie gelernt, ich habe beim Übersetzen immer nur geraten; da ich Phantasie habe, manchmal ganz gut, manchmal ganz abwegig. Ich habe mir oft einen Spaß daraus gemacht, lateinische Texte nur nach dem Wortklang in deutsche Gedichte zu übertragen.

Dass ich's nicht vergesse: Einmal habe ich in Latein eine 1 geschrieben, allerdings fast die gesamte Klasse, wir kannten nämlich den Text. Es wurde eine neue Arbeit geschrieben, diesmal war es eine 6.

Das Schönste an der Schule waren immer die Fahrten ins Landheim. Unvergesslich ist mir, dass einmal ein hochnotpeinliches Verhör durch Lehrer und Eltern durchgeführt wurde wegen einer stattgehabten ›Schwanzparade‹, von der ich nicht mal was mitgekriegt hatte. Einer wurde dann nach Hause geschickt, ich glaube der mit dem Längsten (dabei waren wir eine reine Jungenklasse).

Ansonsten ging es in der Einsamkeit des am Waldrand gelegenen Heimes immer sehr beschaulich zu, nicht vergessen werde ich den Geschmack der Marmeladen- und Margarinebrote, die es zu jedem Frühstück und jedem Kaffee gab. Und der Tee! Kriegt man nicht aus dem Gedächtnis. Die Wanderungen waren etwas lästig, auch, weil manche Lehrer dabei ihre Kriegserlebnisse zum Besten gaben. Wir hatten aber einen schönen Fußballplatz mit richtigen Toren, und es gab Tischtennisplatten, hier hab ich mal Freundschaft mit zwei viel älteren Jungs geschlossen, die mich später auch zuhause besuchten, was meine Eltern, glaube ich, gar nicht so gut fanden, und in der Tat hatte ich mich in einen der beiden ein bisschen verliebt, jedenfalls haben mir seine coolen Gesten irgendwie imponiert. Seine Todesanzeige habe ich vor ein paar Jahren in der Zeitung gelesen.

Obwohl die Lehrer mir gegenüber meist wohlwollend waren, hat mich einmal ein Lehrer extrem ungerecht behandelt: Ich hatte mich auf eine Arbeit, ich glaube in Erdkunde, anhand des Schulbuches so gut vorbereitet, dass ich es fast auswendig konnte, und der Lehrer gab mir dann eine 6 mit der Begründung, ich hätte aus dem Buch abgeschrieben, obwohl er dafür keinerlei Beweise hatte. Das konnte ich nicht auf mir sitzen lassen, empört habe ich mich an meinen Klassenlehrer gewandt, der kannte mich besser und hat tatsächlich die Gerechtigkeit wiederhergestellt. Kurz vor dem Abitur hat dann mein Mathematiklehrer, dem offenbar noch eine Arbeit fehlte, meinen Deutschlehrer dazu überredet, im

Deutschunterricht eine Mathematikarbeit schreiben zu lassen, und wir sollten dann für diese Arbeit jeweils dieselbe Note in Deutsch und Mathe bekommen. Ich war der Einzige, der vehement dagegen protestiert hat, und mein Deutschlehrer, der noch schüchterner war als ich, hat nachgegeben und als Alternative einen Aufsatz über ein philosophisch-mathematisches Thema zugelassen. Dafür bekam ich dann in Deutsch und Mathematik eine 1, was natürlich eigentlich auch nicht gerecht war, aber ich will dir damit nur sagen, dass es sich schon lohnen kann, um Gerechtigkeit zu kämpfen, auch wenn die Welt im Ganzen damit nicht gerechter wird. Noch wichtiger ist es, sich mit Ungerechtigkeiten abzufinden, die man nicht ändern kann. Hauptsache, man hat es wenigstens versucht.

Na, ich will jetzt nicht selbst zum Oberlehrer werden, über die Schule ließe sich natürlich noch viel sagen, und mir fällt auch immer mehr dazu ein. Ja tatsächlich, einmal habe ich die Schule geschwänzt, aus taktischen Gründen, um mir eine schlechte Benotung in einer Klassenarbeit zu ersparen und habe dabei Eltern und Lehrer mit raffinierten Lügen ausgetrickst, (habe ich mir jedenfalls eingebildet). Klar, gegen die Ungerechtigkeiten im Leben kann man sich manchmal nur mit Lügen wehren, dazu musst du wissen, dass Lügen umso eher geglaubt werden, je unwahrscheinlicher und abenteuerlicher sie sind und, das ist ganz wichtig: Auch unlösbare Probleme sind lösbar, man muss nur lange genug darüber nachdenken. Mach aber bitte nicht den Fehler, solche Weisheiten gleich deinen Eltern heute beim Abendessen aufzutischen, und vergiss nicht: Ausnahmen gibt es von jeder Regel.

Was gibt es sonst noch von der Schule zu erzählen? Meine Vorlieben für Leberkäse und bayerisches Bier verdanke ich einer Klassenfahrt nach Bayern, Berliner Weiße lernten wir in Berlin kennen. Dann war die Schule mit dem Abitur, das mir keine großen Schwierigkeiten mehr machte, denn in Prüfungen war ich meist besser als sonst, auch schon zu Ende; vermisst habe ich sie seitdem nicht, obgleich für manchen ja die Schule das ganze Leben ist. Denn, behalt es aber für dich: Lehrer sind halt nur sitzengebliebene Schüler.

Gegen Ende der Schulzeit hatte ich eine engere Freundschaft mit einem Klassenkameraden – es war eigentlich meine einzige Männerfreundschaft – der mir, zunächst über das Schreiben von Kurzgeschichten, die Literatur näherbrachte. Im Stil von Karl May, später Wolfgang Borchert, Ernest Hemingway, Edgar Allan Poe, Bertolt Brecht und Franz Kafka, habe ich manches Blatt mit teils unleserlichen, teils unlesbaren Geschichten gefüllt. (Später, als ich im Beruf weniger Zeit dafür hatte, habe ich mich sinnvollerweise auf das Schreiben von unsinnigen Gedichten beschränkt.)

Auf dem Weg von der Schule nachhause haben mein Freund und ich immer Halt an einer Brücke über einen kleinen Bach gemacht und noch oft stundenlang unsere literarischen Erfahrungen und sonstige Erkenntnisse über die Welt ausgetauscht.

Ich will jetzt ein wenig vorgreifen, denn zu jenem Schulfreund ist noch weiteres erwähnenswert, was sich zum Teil erst viel später ereignet hat, aber irgendwie hängt es schon miteinander zusammen. Nach dem Abitur verloren wir uns zunächst aus den Augen, da er zum Studium nach Würzburg ging, ich jedoch nach Göttingen. Wir haben uns aber später noch dreimal rein zufällig getroffen, einmal in einer Buchhandlung in Hannover, dann beim Friseur in Göttingen, wohin er, ohne dass ich es wusste, später umgezogen war. (Besonders bemerkt werden muss, dass ich sonst eigentlich nie zum Friseur gegangen bin.) Das letzte zufällige Treffen fand – ich bin aber heute nicht mehr ganz sicher, ob in der Wirklichkeit oder im Traum – viel später wieder in der Buchhandlung in Hannover statt, jedenfalls wirkte er auf mich erschreckend gealtert, mich wollte er offensichtlich nicht erkennen. Wir haben uns seitdem nicht mehr gesehen. Auch er ist inzwischen verstorben.

Damals, nach dem legendären Wiedersehen beim Friseur, haben wir uns in Göttingen während des Studiums eine Zeit lang wöchentlich im ›Krug zum grünen Kranze‹ getroffen. Meist ging es dann nach etlichen Bieren mit dem fröhlichen Lied ›*Völker, hört die Signale, auf zum letzten Gefecht*‹ irgendwann in der Nacht wieder nachhause. Es hat sich niemand daran gestört.

Was hat uns auseinandergebracht? Natürlich die Frauen. Oder vielleicht doch die Glocke, die mir schon einmal – oder eben gerade nicht – geschlagen hatte. Das war so: Ich wohnte damals in Göttingen zur Untermiete in einem Haus gegenüber der Frauenklinik im 3. oder 4. Stock. Wenn man mich besuchte, musste man unten an der Haustür klingeln, was eigentlich nie ein Problem war, bis eines Tages eine Kommilitonin mich besuchen wollte (oder ich hatte sie dazu gebracht – du musst verstehen, sie war die Einzige, die in der ersten Stunde im Sektionssaal geweint hatte!) Und was tat die Klingel oder Glocke, als besagte Dame sie drückte: Sie klingelte nicht und sie ›glockte‹ nicht, sie blieb einfach stumm. Das war der Anfang vom Ende, wenn man schon mit soviel Pech anfängt, kann das ja nicht gutgehen. Was hat die Glocke aber nun mit meinem Freund zu tun, wirst du dich fragen. – da hat die verdammte Glocke tatsächlich geklingelt! Das war etliche Monate später, mein Freund wusste, dass die Klingel manchmal streikte, und als er mich eines Tages besuchen kam und ich nicht öffnete (meine spätere Frau war gerade zu Besuch), kam er auf die Idee, Sturm zu klingeln, so dass mir mächtig die Glocken schlugen. Ich habe ihn – ich muss es zu meiner Schande gestehen – rausgeschmissen, nachdem meine Vermieterin ihm geöffnet hatte. Er ist nicht wiedergekommen. Übrigens war noch eine weitere Frau involviert: Er und eine meiner Schwestern hatten eine Beziehung begonnen, die aber schnell, ich weiß nicht warum, wieder beendet war. (Meine Schwester hatte auf einem Spaziergang mit mir darüber gesprochen, habe ich sie negativ beeinflusst?) Jedenfalls ist mein Freund später auch nie zu den Klassentreffen erschienen und hat auf zwei oder drei Briefe von mir nicht reagiert. Na, du siehst, dass auch eine mickrige kleine Klingel, wenn sie es geschickt anfängt, zur Schicksalsglocke werden kann.

***

Hallo, junger Freund, vielleicht hast du ja jetzt eine Pause gemacht mit dem Lesen und das Heft ein paar Tage auf dem Dachboden liegen gelassen, ich jedenfalls habe eine größere Pause mit dem Schreiben gemacht, weil wir umgezogen sind von Gronau (Leine), wo ich meine Praxis hatte, nach Laatzen, OT Grasdorf in ein kleines denkmalgeschütztes Fachwerkhaus direkt an den Leineauen, wo ich jetzt meinen Ruhestand mit Fahrradfahren, Malen und – wie du siehst – Schreiben verbringe.

Ja, was gibt es noch nachzutragen aus der Schul- oder Jugendzeit? Meinem Bruder habe ich neulich versprochen, noch die Geschichte von unserer Hausbesteigung zu erzählen. Die geht so: Eines Tages, ich muss wohl so zwischen zwölf und vierzehn Jahre alt gewesen sein, hatte ich die Idee (die besten Ideen hat man immer dann, wenn die Eltern nicht zuhause sind), auf das Dach unseres kleinen Hauses zu klettern, wohl weil eine Leiter so verlockend an der Hauswand stand. Ganz so klein war das Häuschen allerdings auch nicht, immerhin hatte es ein schräges Obergeschoss, aber darum auch ein ziemlich steiles Dach. Man konnte aber zunächst mit der Leiter auf einen flachen Anbau klettern, und ich nahm mir gleich vor, so das Dach zu besteigen, dass man im Falle eines Falles auf das Vordach fiel. Ich weiß nicht mehr, ob ich meinen Bruder (er war vier Jahre jünger) dazu überredet habe, mitzumachen oder ob er selbst darauf bestand, immerhin habe ich ihn angehalten, seine Turnschuhe anzuziehen, das war doch eigentlich ganz vernünftig. Als ich gerade oben über den Dachfirst schaute, entdeckte uns unsere Großmutter auf dem Dach und fing mächtig an zu jammern, dass die Kinderlein doch runterkommen möchten, rauf konnte sie ja nicht! Na, irgendwann sind wir dann ja wohl runtergekommen und kamen uns vor wie die Allergrößten.

Heute verstehe ich erst, was unsere Großmutter da mitgemacht hat, wo ich jetzt selbst oft den Opa für die Enkelkinder spielen muss, die nichts als Blödsinn im Kopf haben, mein Gott, was sind Kinder für Erwachsene doch manchmal für eine Plage! Wundert mich nicht, dass keiner mehr Kinder haben will (Kinder sind heute meist Unglücksfälle), zumal ein Auto, eine Yacht und ein Haus billiger zu kriegen sind. Na, das wirst du jetzt nicht glauben, aber die Erfahrung musst du halt erst machen.

Neben der Hausbesteigung erinnere ich mich noch daran, dass ich auch vom Fenster im 1. Stock auf die schmale Holzbrüstung des Balkons geklettert bin; später war ich nie mehr so mutig und bin nie gern auf Leitern und Türme gestiegen.

In den 60er Jahren, als mein Vater ein neues großes Haus im Vordergarten errichten ließ, habe ich im Rohbau, wieder mit meinem Bruder zusammen, meine erste Zigarette geraucht. Es war keine Offenbarung, und auch später hat mir Tabak nie sehr geschmeckt, ich weiß noch, dass ich immer möglichst stabile Zigarettenpackungen kaufen musste (die stabilste war Lux Filter), weil sonst die Zigaretten in meinen Taschen zerbröselten, so lange brauchte ich für eine Packung. Mit Pfeifen hatte ich auch kein Glück, obwohl ich mich sehr darum bemüht habe, oft habe ich sie durchbrennen lassen, erst mit einer Meerschaumpfeife kam ich ganz gut zurecht, die habe ich jetzt bestimmt dreißig Jahre, aber mehr als drei-, viermal im Jahr, an besonders schönen Tagen abends auf der Terrasse, habe ich sie auch nicht geraucht. Verdammt noch mal, ich möchte wissen, was einen am Rauchen süchtig machen kann!

Mein Vater würde es mir sicher übel nehmen, wenn ich vergessen würde, über seine Begegnung mit Zarah Leander zu erzählen. Sie war eine schwedische Sängerin, die in der Endphase des Nationalsozialismus mit rauchiger Stimme und rollendem R die Deutschen mit Durchhalteparolen (›*Ich weiß, es wird einmal ein Wunder gescheh'n*‹ oder ›*Davon geht die Welt nicht unter*‹) bei Laune halten sollte.

Zarah Leander setzte auch nach dem Krieg ihre Karriere in Deutschland fort und gastierte mehrmals in Hannover. Einmal suchte sie hierfür eine private Unterkunft und mein Vater bot sein ›Domizil‹ an, wie er schrieb. Verbürgt ist, dass sie persönlich das Haus besichtigt hat, meine beiden Schwestern mussten einen Blumenstrauß überreichen. Ob sie tatsächlich eine Nacht übernachtet hat oder nur ihr Personal, entzieht sich meiner Kenntnis. Ich habe aber unser Haus noch nie so aufgemotzt und gewienert gesehen wie zu diesem Anlass. Wir, also meine Mutter und wir vier Kinder hinten im VW-Käfer, waren auch dabei, wenn mein Vater die Angebetete nach der Vorstellung im GOP in der Georgstraße mit dem Wagen abfing und ein Stückchen verfolgte. Wir Kinder haben uns später noch oft über diese Eskapaden amüsiert. Mein Geschmack war mehr das Lied von ›*Lili Marleen*‹, ein Anti-Kriegslied, das Soldaten an allen Fronten sangen, aber es hat ihnen nicht geholfen. Unsterblich wurde immerhin das Lied, durch die Interpretation von Lale Andersen und Marlene Dietrich. Über Zarah Leander habe ich viel später einige Dokumentationen gesehen, was mir Vaters Verhalten verständlicher machte.

Vier Kinder hinten im VW-Käfer, dazu wäre auch noch was zu sagen: Zwei größere Touren sind mir in Erinnerung, jeweils innerhalb von fünf bis sechs Tagen. Einmal an die französische Mittelmeerküste, hin und in die Sonne geknallt und mit mächtigem Sonnenbrand wieder zurück, eingequetscht wie die Ölsardinen. Das Gejammer muss groß gewesen sein. Später, da war ich wohl schon vierzehn bis sechzehn Jahre alt, ging es nach Paris, das hat mich dann schon sehr beeindruckt. Mein Vater war ja wie viele Deutsche im Krieg in Paris (ungebeten natürlich), und hatte die französische Lebensart schätzen gelernt (schade, dass man nicht mehr darüber weiß, wahrscheinlich kamen sie sich vor wie Gott in Frankreich). Hätte Adolf Hitler alle Deutschen nach Paris geschickt, wären wir wahrscheinlich alle Franzosen geworden, und man hätte sich den Krieg sparen können.

Um die Schulzeit abzuschließen: Es gab da auch noch die Tanzstunde, wohin ich zuerst nur ungern gegangen bin, aber immerhin habe ich hier meine spätere Frau kennen gelernt. Sie kam jedes Mal, wenn Damenwahl angesagt war, zu mir, worauf ich sehr stolz war, da sie mir ohnehin am besten gefiel. Später hat sie behauptet, sich nicht daran erinnern zu können. Wahrscheinlich ist sie nur zu mir gekommen, weil sie vor mir am wenigsten Angst hatte oder mich nicht allein sitzen lassen wollte. Nach der Tanzstunde haben wir uns noch einmal getroffen, aber da wir offenbar nicht wussten, was wir miteinander anfangen sollten, haben wir es dann gelassen. Erst später, während meines Studiums, kam mir eine Idee. Das hatte dann zur Folge, dass wir zusehen mussten, noch rechtzeitig einen Hochzeitstermin vor der Geburt unserer Tochter zu bekommen. Aber das ist jetzt ein anderes Kapitel.

## Studium

Nach der Schulentlassung hatte ich nicht die geringste Idee, was ich studieren sollte, abgesehen von exotischen Fächern wie Paläoanthropologie oder Meeresbiologie, was schwer realisierbar war. Mein Vater, der keine ausreichende Krankenversicherung hatte, aber auch sonst nicht gern zum Arzt ging, war sehr für ein Medizinstudium, was ich mir aber eher nicht zutraute und mir jedenfalls viel zu anstrengend schien. Schließlich ging ich eines Tages zur Berufsberatung des Arbeitsamtes und erhielt dort den richtigen Tipp: Die Beurteilung lautete, ich könne alles studieren, nur nicht Medizin. Da wusste ich Bescheid, dass ich Medizin studieren würde.

So leicht war das allerdings nicht zu realisieren, da eine direkte Zulassung zum Medizinstudium aufgrund meiner eher durchschnittlichen Abiturnoten aussichtslos war. Es gab aber die Möglichkeit, zunächst vergleichbare Fächer wie Biologie zu studieren und sich später auf Medizin umschreiben zu lassen. Also habe ich meinem Vater den Gefallen getan und habe zunächst noch in Hannover an der Technischen Hochschule zwei Semester Biologie, Chemie und Sport studiert. Eines kann ich dir sagen: Studieren macht wirklich Spaß, das ist mit Abstand die schönste Zeit im Leben, später versaut man es sich mit der Arbeit, nur wenn man keine Arbeit hat, ist es womöglich noch schlimmer. Was ich beim Studium schnell gemerkt habe war, dass mir Mathematik (hatte nichts mit der Schulmathematik zu tun) überhaupt nicht lag. Am interessantesten fand ich Vorlesungen über Psychologie, Philosophie und alles Biologische im weitesten Sinne.

Ich habe damals auch schon ein Krankenpflegepraktikum gemacht, und das hat mir viel besser gefallen (vor allem das Bettenmachen zusammen mit den Schwestern), als ich befürchtet habe. Auch vor den Kranken oder Toten musste man keine Angst haben, und die meisten Ärzte sind ja eher nett und human, das bringt der Beruf so mit sich. In den letzten Tagen musste ich den Stationspfleger, der selbst schwer erkrankt war, vertreten und durfte schon allein Katheter legen, und es ist keiner dabei zu Schaden gekommen. Die Krankenhausatmosphäre hat schon ihre Reize, man darf nur nicht der Patient sein!

Um die Kurve in Richtung Medizinstudium zu kriegen, bin ich dann im Sommersemester '64 nach Göttingen gegangen, habe noch zwei Semester Biologie und Chemie (die Chemiekurse haben auch mächtig Spaß gemacht) studiert und dann den Wechsel zur medizinischen Fakultät beantragt. Ich weiß nicht mehr warum, aber ich erhielt jedenfalls eine Ablehnung. Auf meinen Widerspruch hin durfte ich dann noch bei zwei Professoren vorsprechen, und da hatte ich wieder Glück: Der eine hatte mich schon in seiner Vorlesung gesehen und wiedererkannt, der andere war so lieb und nett, dass ich eigentlich gar nichts hätte sagen müssen, und schon war ich Medizinstudent.

Was mich von Anfang an im medizinischen Hochschulbereich verwunderte: Alles ging (damals) humaner und großzügiger zu als im sonstigen Leben und vorher in der Schule. Man erhielt Bescheinigungen für Kurse, an denen man zwar regelmäßig teilgenommen hatte, in denen aber bestenfalls andeutungsweise das vermittelt wurde, was attestiert war (zum Beispiel Gynäkologie und Geburtshilfe). Wenn Zensuren vergeben wurden, dann üblicherweise die 1, Klausuren habe ich überhaupt nur zweimal geschrieben, und obwohl ich mit meinem Durchschnittsabitur ja von lauter Einser-Abiturienten umgeben war, hatte ich jeweils die Höchstpunktzahl des Semesters, was einmal peinlich war, weil die drei Besten auf ein Podest mussten. Irgendwie herrschte damals im Medizinwesen noch die heile Welt, irgendwie war alles eine Art Gesellschaftsspiel. Die Professoren wollten nicht nur Halbgötter sein, sie verhielten sich auch so, und darum ließen die Studenten ihnen den Spaß und machten mit. Einmal wurde im Hörsaal sogar ein Fernsehgerät aufgestellt, ich glaube, als Borussia Dortmund als erste deutsche Mannschaft um den Europapokal der Landesmeister spielte und gewann.

Im Vergleich zu Hannover war Göttingen natürlich wesentlich be- und überschaulicher. Obwohl ich anfangs in einem Vorort (Grone) wohnte, konnte man doch die Institute gut mit dem Fahrrad erreichen, nur selten benutzte ich den Bus. Ich hatte ein kleines Zimmer, immerhin mit Waschgelegenheit, oben in einem kleinen Einfamilienhaus, zur Toilette musste ich nach unten in die Wohnung der Vermieter, das Fahrrad kam in einem Schuppen unter.

Nach einigen Semestern konnte ich dann von einem Kommilitonen ein großes Zimmer mit angrenzender Schlafkammer in der Humboldt-Allee, direkt gegenüber der Frauenklinik, mitten im Klinikbereich übernehmen. Da konnte ich alles bequem zu Fuß erreichen, der einzige Nachteil waren die sechzig Stufen, die man zu steigen hatte. Ich erinnere mich daran, dass ich sogar einen kleinen Schwarz-Weiß-Fernseher hatte und daran in der Nacht die 1. Landung auf dem Mond 1969 verfolgte – so sie denn tatsächlich stattgefunden hat und nicht nur von den Amis im Studio inszeniert wurde. Derselbe Fernseher zeigte mir einst die vier ersten

Lottozahlen so an wie von mir getippt – die letzten beiden waren leider falsch.

Wenn ich heutzutage durch Göttingen fahre oder gehe, bin ich ziemlich enttäuscht, weil doch vieles ganz anders aussieht als zur Studienzeit, zum Beispiel mit Fußgängerzone im Zentrum, die allen Fußgängerzonen in allen Städten gleicht, mit immer den gleichen Geschäften. Damals fuhr noch der Bus durch die ziemlich schmale Hauptstraße zum Marktplatz mit dem berühmten Gänseliesel-Brunnen. Von der Haltestelle aus konnte man durch eine Passage gehen, in der die Tageszeitung ausgehängt war, also war ich fast jeden Tag dort. Schön war ein Rundgang über den Wall, wobei man in einer Stunde die innere Stadt umrunden konnte. Es gab drei kleine Kinos, ein Restaurant mit Billardzimmer, wo ich mit zwei Kommilitonen, mit denen ich mich auch auf die Prüfungen vorbereitete, manchen Abend verbrachte. Der eine war Thailänder und mir bleibt im Gedächtnis, dass er einmal, obwohl doch eher sanftmütig und beherrscht, geradezu explodierte und die Billardkugel voller Wucht auf den Tisch feuerte. Er ist nach dem Examen nach Thailand zurückgegangen. Der andere Kommilitone wohnte in Göttingen, wo sein Vater eine Arztpraxis hatte. Er war damals wegen anderer Hobbys am Studium nicht sehr interessiert und nahm alles mit einer gewissen Nonchalance. Viele Jahre später haben wir uns wiedergesehen, weil wir zufällig ganz in der Nähe unsere Praxen eröffnet hatten. Er hatte sich total verändert, war jetzt extrem gewissenhaft und genau, mit einem Hang zur Pedanterie. Ob seine Frau diese Wandlung bewirkt hat? Auch er ist inzwischen verstorben. Jener Kommilitone hat übrigens auf eine wortwörtliche Art die Kurve gerade noch gekriegt (und wir mit ihm). Ich greife jetzt mal wieder vor: Wir hatten unsere letzte Prüfung erfolgreich hinter uns gebracht und wollten zu einer Kneipe fahren und die Sache begießen. Er fuhr seinen VW-Käfer, ich saß daneben, der Thailänder hinter uns. Im Überschwang der Gefühle zog er den Wagen immer von rechts nach links über die Straße, wahrscheinlich war auch das Radio aufgedreht, dann ging es mit Karacho rechts in eine Nebenstraße – und hier stand, von der

Hauptstraße aus schwer zu sehen, direkt hinter der Kurve ein Auto. Es stand! Und die Straße war zu schmal, um überholen zu können. Wir sind irgendwie über den Bürgersteig rechts an dem Auto vorbeigekommen, entgegen allen Gesetzen der Physik. Immerhin war er Rallyefahrer, aber dass da kein Fußgänger war, dafür konnte er auch nichts. Uns haben dann so die Knie geschlottert, dass das Begießen, glaub ich, nicht mehr so lustig ausfiel. Da wir gerade bei Beinaheunfällen sind: Außer den halt immer wieder einmal auftretenden kritischen Situationen, oft ja bei Glatteis, gab es eine Begebenheit, bei der ich die Kurve überhaupt nicht gekriegt habe und doch Glück gehabt habe. Das war viele Jahre später, als ich im Krankenhaus arbeitete und abends mit dem Wagen auf dem Weg nach Hause war. An einer Kreuzung wollte ich wie schon so oft rechts abbiegen und trat auf die Bremse, aber der Wagen rutschte geradeaus weiter auf die Kreuzung – Glatteis, womit ich überhaupt nicht gerechnet hatte – und im selben Moment kam von rechts ein Omnibus. Er hätte mich, wenn ich weitergerutscht wäre, genau erwischt, und da ich in einem ganz kleinen Sportwagen saß, bestimmt nicht nur das Auto zerlegt. Warum, als ich das Gaspedal durchtrat, das Krachen schon im Ohr, die Reifen jetzt plötzlich griffen, weiß ich nicht, jedenfalls landete ich drüben auf dem Bürgersteig, der Bus rauschte hinter mir vorbei. Weißt du, wahrscheinlich besteht jedes Leben, wenn man nicht schon sehr früh stirbt, aus einer Aneinanderreihung von glücklichen Umständen, so lange, bis dann einmal das Glück fehlt. Ich habe in meiner Praxis auch wiederholt Patienten gesehen, die Krankheiten überlebt haben, die sie eigentlich nicht überleben konnten, manchmal sogar zweimal, aber irgendwann ist das Glück halt immer aufgebraucht.

Na, ich will mal wieder zurück aufs Studium in Göttingen kommen. In die Zeit fielen 1968 ja auch die Studentenaufstände, von denen ich allerdings nicht viel mitbekommen habe. In der Medizin, ich sagte es oben schon, ist eben manches anders als im richtigen Leben. Einmal bin ich wohl auf eine Demo gegangen, das war, als der damalige Bundeskanzler – ich verschweige seinen

Namen, er war eh nicht bedeutend – , Intellektuelle als Pinscher bezeichnete. Mein Freund, mit dem ich immer nachts die Internationale auf Göttingens Straßen erklingen ließ, hat sich da wesentlich mehr engagiert und ist wohl auch auf Demos von der Polizei aufgegriffen und weggetragen worden, was ihm später, er wollte Lehrer werden, möglicherweise Schwierigkeiten gemacht hat.

Inzwischen hatten wir die ärztliche Vorprüfung (Physikum) nach vier Semestern ohne Schwierigkeiten gemeistert, damals war noch ein lustiger Bayer in unserer Gruppe mit dabei, das hat alles viel Spaß gemacht. Jetzt begannen erst die eigentlich medizinischen Fächer, wovor man schon ein bisschen Bammel hatte, und das fing dann gleich mit Anatomie und dem Präparierkurs, also eingelegten Leichen an. Wenn du in den Saal kommst, liegen da zehn Leichen auf Stein- oder Stahltischen, und mindestens zehn Studenten stehen um jeden Tisch und schnippeln vom Kopf bis zu den Füßen sehr vorsichtig mit Pinzette und Skalpell an den Leichen rum, und die Luft hat den typisch stechenden Geruch von Formalin, worin die

Toten konserviert wurden, und wenn man nahe herangehen muss, können einem schon die Augen tränen. Aber jene Dame, der es später nicht gelang, die Glocke zum Klingen zu bringen, (du erinnerst dich?), hat in der ersten Stunde wirklich geweint, aber wie ich später erfahren habe, wohl deshalb, weil ihr Bruder kurz vorher gestorben war. Frauen haben meist schon einen Grund, wenn sie weinen.

Was mir am deutlichsten in Erinnerung geblieben ist und mich damals merkwürdig berührt hat, waren die Leichen, die nach mehreren Stunden Präparation vollständig enthäutet waren, so dass das Unterhautfettgewebe sichtbar wurde und nun lauter gelbe Körper ähnlich Wachsfiguren herumlagen. Irgendwie war es aber schon sehr interessant, später Nerven, Muskeln und Blutgefäße fein säuberlich freizupräparieren; dass es sich dabei um Überbleibsel von Menschen handelte, die damit gelebt hatten, daran hat man während der Arbeit selten gedacht.

Ich bin immer sehr gern in die Vorlesungen gegangen, das war doch interessanter, als aus Büchern zu lernen, vor allem, als später Kranke vorgestellt wurden, und manche Professoren hatten auch richtiges Showtalent. Auch die Mensa habe ich im Unterschied zu vielen gern aufgesucht und fand das Essen in Anbetracht des Preises nicht schlecht.

Während der letzten Semester habe ich dann eine Doktorarbeit angefangen in Pharmakologie, weil mir das Experimentieren schon im Chemiekurs so gefallen hatte. Es handelte sich dabei um Untersuchungen über Wirkungen eines Medikamentes auf den Zuckerstoffwechsel von Rattennieren. Zuletzt habe ich dann auch mit radioaktiven Isotopen gearbeitet, und ich muss zugeben, dass ich es mit den Sicherheitsvorschriften, wenn es nur um meinen eigenen Schutz ging (wie auch später beim Röntgen) nie so genau nahm. Man weiß ja eh nicht, ob man so alt wird, dass man mögliche Schäden noch erlebt. Spaß hat es schon gemacht, abends in dem großen Institut ganz allein im Keller zu sitzen und vor sich hin zu experimentieren.

Aber – musste ich dafür wirklich zwei- bis dreihundert weiße Ratten totschlagen? (Man fasst sie am Schwanz – sie sind noch jung, nicht viel größer als Mäuse –, schleudert sie mit dem Kopf auf den Tisch und schneidet den betäubten Tieren, die natürlich noch zappeln, mit der Schere den Kopf ab). Wenn man nicht gut trifft beim Aufschlagen oder die Schere stumpf ist, hat man Stress. Aber man gewöhnt sich an alles, Menschen gewöhnen sich auch daran, andere Menschen aufzuhängen und finden daran Gefallen. Merke: Man muss Unmenschlichkeiten gleich am Anfang bekämpfen, später ist es dafür zu spät.

Heute würde ich die Ratten leben lassen. Herausgekommen ist bei der Arbeit eh nur das, was zu erwarten war, ich habe auch noch eine Zusammenfassung geschrieben, aber die Arbeit nicht eingereicht, zumal ich dann nach dem Examen zur Bundeswehr musste und wir später in Misburg bei Hannover wohnten. Während der letzten Klinikjahre habe ich dann eine etwas sinnvollere (und viel einfachere) Doktorarbeit geschrieben.

In den Jahren 1969 und 1970 gab es im privaten Bereich eine Vielzahl von Veränderungen. Eva, meine spätere Ehefrau, war ebenfalls nach Göttingen gezogen, und wir hatten hier eine sehr schöne Zeit miteinander. Alles hat seine Zeit – ist aus der Bibel.

1969 starb aber auch zunächst meine Großmutter und kurz darauf Evas Vater ganz überraschend an einem Herzinfarkt. Er war Pastor in Goltern, zuvor viele Jahre in Misburg, ich habe ihn überhaupt nur einmal vor seinem frühen Tod gesehen. Anfang 1970 haben wir geheiratet und haben dann noch zusammen in meiner Bude in der Humboldt-Allee gewohnt bis zur Geburt unserer Tochter Claudia im Mai, das fiel mitten in meine Examenszeit.

Die Prüfungen waren alle nur mündlich, wir begannen in Pharmakologie, natürlich mit einer Eins. Bei der zweiten Prüfung in Kinderheilkunde bekamen wir einen Prüfer, den wir überhaupt nicht kannten, und der nach eigenen Angaben selbst zum ersten Mal prüfte. Es war ein Albtraum. Der Dozent stellte immer wieder Fragen, die für uns böhmische Dörfer waren, wir wussten von nichts. Ich weiß, dass in mir Panik aufkam, ich begann zu schwitzen, die Adrenalinausschüttung führte zu regelrechten Lichterscheinungen, wahrscheinlich stand ich dicht vor dem Kollaps und konnte auch kaum noch etwas hören und schon gar nicht verstehen. Der Prüfer war aber offenbar nicht weniger verunsichert als wir, am Ende des grausamen Spiels fragte er uns hilflos nach unseren Noten in der ersten Prüfung – dann gab er uns eine Drei. Die restlichen Prüfungen bei erfahrenen Prüfern waren alle wieder kein Problem, so dass die Endnote auch Eins lautete. Von unserer Examensfeier, die durch den Beinaheunfall getrübt wurde, habe ich ja schon berichtet.

Nun hieß es Abschied nehmen von Göttingen, wir zogen zunächst, zusammen mit meiner Schwiegermutter, in eine 3-Zimmer-Wohnung in Hannover-Misburg. Ich musste dann zunächst, wohl ein Jahr, meine Medizinalassistentenzeit ableisten, wobei ich im Krankenhaus Siloah Innere Medizin und Chirurgie und im Nordstadt-Krankenhaus Augenheilkunde wählte. Obwohl das ja jetzt eine ganz neue Tätigkeit und Herausforderung darstellte, habe ich wenig Beeindruckendes in Erinnerung. Fällt mir höchstens meine erste (und einzige) Blinddarmoperation ein. Eigentlich war ich ganz gern im OP, aber Chirurg wollte ich sowieso nicht werden, das war mir dann doch zu stressig. Augenheilkunde gefiel mir schon, nur gab es ja auch hier Operationen und die waren so fummelig, dass ich dafür nicht genug Geduld aufbringen konnte. Der Chef dort, sehr renommiert, war übrigens ein absolutes Ekel, der Oberarzt umso lieber, der hielt den ganzen Laden zusammen, sonst hätten Personal und Patienten die Klinik fluchtartig verlassen. Innere Medizin lag mir, die Diagnostik in schwierigen Fällen erinnerte mich immer an Detektivarbeit, und wenn man den Fall gelöst hatte, war das schon an sich befriedigend, auch wenn man leider trotzdem dem Patienten nicht immer helfen konnte.

Am liebsten erinnere ich mich aber an das große Fußballspiel Krankenhaus Siloah gegen Oststadt-Krankenhaus. Letzteres war wesentlich größer und im Siloah hatte man Probleme, genügend Fußball spielende Ärzte aufzutreiben, auch ein Pfleger musste schon mitspielen. Da war man froh, dass ich gerade als Medizinalassistent anfing und im Training beeindruckt hatte. Dummerweise kaufte ich mir dann noch neue Schuhe, und nach dem nächsten Training konnte ich nicht mehr laufen, so taten mir die Füße weh. Mein Stationsarzt versorgte mich mit allen guten Salben, aber im Spiel war ich immer noch nicht so gut zu Fuß. Immerhin schoss ich das einzige Tor fürs Siloah, wir verloren aber 1:4. Hinterher erlebte ich meinen größten alkoholbedingten Absturz (GAA), denn wir feierten die Niederlage trotzdem wie einen Sieg. Ich weiß noch, dass mich hinterher ein Arzt, er war Italiener, mit dem Wagen mitnahm, an einer Tankstelle begannen die Lichter schon zu kreisen, wir fuhren erst noch in seine Wohnung, wo wir weiter unsere Niederlage begossen. Dort war ein Papagei, ich schwöre es, weiße Mäuse sah ich nicht. Irgendwie zuhause gelandet fiel ich in die Badewanne.

## Arzt im Wehrdienst

Nach Ableistung der Medizinalassistentenzeit erhielt ich meine Approbation als Arzt und wurde nun, nachdem ich mich bisher hatte zurückstellen lassen, zum Grundwehrdienst eingezogen. Das sah so aus, dass wir zunächst an einem mehrwöchigen Lehrgang zur Aneignung militärspezifischer Rituale (Grüßen, Schießen und so weiter), teilnehmen mussten und dann als Stabsarzt in Kasernen arbeiten durften. Der Lehrgang fand in München statt, es war kurz vor den Olympischen Spielen 1972, und wir wurden im schon fertiggestellten Olympischen Dorf untergebracht und bekamen natürlich Gelegenheit, das Olympiastadion und umgebende Gelände zu besichtigen. Nach Ende des Lehrgangs wurde ich an den Fliegerhorst Fassberg in der Lüneburger Heide abkommandiert.

Gewöhnungsbedürftig war, dass einem hier Männer unterstellt waren und sich im Lauf der Zeit schon so etwas wie Kameradschaft einstellte. Ich habe den Eindruck, dass Männer, wenn sie erst mal jemanden als Vorgesetzten anerkannt haben, bedingungsloser zu ihm stehen als Frauen, und darauf beruht offenbar die ganze militärische Ordnung und macht Kriege erst möglich. Wenn man nur genügend Frauen ins Militär integriert, macht man dadurch das Führen von Kriegen zumindest schwieriger, wenn nicht unmöglich. Na, schön wär's.

Die Behandlung der Soldaten gab mir erstmals Gelegenheit, die Tätigkeit eines praktischen Arztes mit Sprechstunde, Rezeptausstellung und Krankschreibung kennenzulernen. Das Krankengut war natürlich ein ganz anderes als im Krankenhaus, hier lernte ich manche Krankheiten wie Gicht, Zeckenbisse oder Schnellenden Finger, was im Krankenhaus ja nie vorkommt, erstmals kennen, manchmal tat man sich damit viel schwerer als mit ernsthaften Erkrankungen. Hinzu kam, dass wir auch am Notfalldienst der ansässigen praktischen Ärzte teilnehmen mussten, so dass man auch mit Kinderkrankheiten konfrontiert wurde, die man häufig vorher nie gesehen hatte, da konnte man oft nur raten, ob hier Masern, Röteln, Scharlach oder eine Allergie vorlagen. Ich hoffe, ich habe nicht immer danebengelegen, hier kann eben nur die Erfahrung Sicherheit bringen. Gewöhnungsbedürftig war auch das ständige Herumlaufen in Uniform und ständige Suchen der Kopfbedeckung. Sehr angenehm war, dass wir, wenn wir nicht zum Notdienst eingeteilt waren, die Nacht zuhause verbringen durften, was aber doch eine erhebliche Fahrerei bedeutete. Glücklicherweise gelang es mir, nach ein paar Monaten meine Versetzung zum Fliegerhorst Wunstorf am Steinhuder Meer zu erreichen, was die Entfernung gut halbierte.

Ich weiß noch, wie ich in Wunstorf ankam und ein Feldwebel den Befehl erhielt, mir den Fliegerhorst und die Umgebung zu zeigen, was aber unter erschwerten Bedingungen stattfand, da er total besoffen war. Überhaupt das Saufen! Scheint unausrottbar zum militärischen Ritual zu gehören. Einmal musste ich miterleben, wie ein Stabsarzt

(Zahnarzt, zur Ehrenrettung der Ärzte), mit einem Rekruten wettete, dass er einen Eimer Bier, in den der Rekrut eine beliebige Menge urinieren durfte, austrinken würde. Er hat die Wette gewonnen.

In Wunstorf durfte ich bei Abwesenheit den Flieger- und Standortarzt vertreten, wobei ich von dem damit verbundenen Papierkram keinerlei Ahnung hatte, aber man hatte dafür seine Leute. Und dann musste ich tatsächlich fliegen! Das hatte ich meinem Vater zu verdanken, der mich überredet hatte, mich zur Luftwaffe (›nur Bodenpersonal‹) zu melden. In Wunstorf wurden die großen Transall-Transporter gewartet, das waren riesige Propellermaschinen, die einen Höllenlärm veranstalteten, vor allem im Laderaum, wo wir eingequetscht an den Wänden saßen, als wir nach Portugal flogen.

Was wir da gemacht haben, weiß ich nicht, außer Saufen natürlich (die ganze Nacht zusammen mit den Piloten, die morgens beim Rückflug genauso wenig nüchtern waren wie wir). Beim Landeanflug durften wir vorn ins Cockpit, und das war schon sehr beeindruckend, wie die riesige Maschine langsam die Nase senkte und hinabschwebte. Schön war auch eine Besichtigung von Lissabon und später ein Flug mit dem Hubschrauber, der ganz ruhig und niedrig flog, so dass man wunderschön die Landschaft betrachten konnte.

Warum Hubschrauber trotzdem nicht selten abstürzen, weiß ich, seitdem ich später bei einer Wehrübung mit einem Piloten fliegen musste, der unbedingt zeigen wollte, wie toll er die Maschine beherrschte. Dass ich da lebend wieder rauskommen würde, habe ich eine lange halbe Stunde lang für ausgeschlossen gehalten. Einmal sind wir mit einem einmotorigen kleinen Sportflugzeug nach Süddeutschland geflogen, und jeder bekam einen Fallschirm umgeschnallt, erklärt hat uns aber keiner, was man im Notfall damit machen sollte. Da hat es doch weitaus mehr Spaß gemacht, als ich in der Flugzeugführerschule Bremen in einem Flugsimulator üben durfte.

Tja, mein Lieber, ich hoffe, dass es zu deiner Zeit Militär gar nicht mehr gibt und du keinen Wehrdienst leisten musst, mit Märschen und Stubenappell und Salutieren und dem ganzen Kokolores, der mir immerhin als Stabsarzt erspart geblieben ist. Aber ich wette, dass ihr den ganzen Blödsinn auch mitmachen müsst, es sei denn, Soldaten sind schon durch Roboter ersetzt. An eine Schießübung erinnere ich mich noch, wir bekamen eine geladene Pistole in die Hand gedrückt, deren Funktion uns niemand erklärt hatte. Ich hielt die Waffe in Richtung Zielscheibe, aber der Schuss ging in die obere Holzverkleidung des Schießstandes, weil es mir den Arm hochgerissen hatte. Gut zu wissen, dass ich im Ernstfall niemanden hätte verletzen können.

Mehr fällt mir über meine Bundeswehrzeit nicht ein. Das heißt, über eine Wehrübung will ich noch berichten und greife wieder einmal vor. Da hatte ich meine Praxis schon ein oder zwei Jahre, vergeblich versuchte ich, die Einberufung zu verhindern und hätte ja noch Verständnis aufgebracht, wenn ich als Truppenarzt eingesetzt worden wäre, aber stattdessen hat man versucht, uns mit Propaganda-Referaten über die geheimen Absichten und Machenschaften der Kommunisten zu indoktrinieren, wobei ich mit verunsichernden Zwischenfragen versucht habe, mich zu wehren. Auf meinen Protest hin musste ich dann nicht mehr den ganzen Blödsinn mitmachen, wohl aber musste ich – das war unvermeidlich – am abschließenden Besäufnis teilnehmen. Ich hatte mich auch schon vor der Wehrübung mehrfach geweigert, einer so genannte Sicherheitsüberprüfung unterzogen zu werden, das war ein umfangreicher Briefwechsel, nun sollte endgültig die Überprüfung anlässlich der Wehrübung stattfinden. Nachdem ich erneut um eine Erläuterung der Notwendigkeit gebeten hatte, war sie dann plötzlich nicht mehr erforderlich. Als ich ein paar Jahre später wieder zu einer Wehrübung eingezogen werden sollte, habe ich mich stattdessen ins Krankenhaus gelegt und eine allerdings auch dringend notwendige Kieferhöhlenoperation durchführen lassen. Danach hat man es nicht mehr versucht. Übrigens, bei der Operation interessierte mich vor allem die Narkose, denn ich hatte zuvor keine gehabt und stellte mir vor, dass man sich vielleicht krampfhaft gegen den Bewusstseinsverlust versuchen würde zu wehren.

Aber es war alles sehr angenehm, natürlich bekam ich zuvor schon eine Spritze, wonach ich mich fühlte wie am Strand in der Sonne liegend, den eigentlichen Narkosebeginn bekommt man überhaupt nicht mit oder kann sich hinterher nicht daran erinnern, wohl aber ans Aufwachen, da hörte ich immer eine Stimme, die mich aufforderte, das Atmen nicht zu vergessen, aber ich hatte wirklich überhaupt keine Lust dazu und hätte nichts dagegen gehabt zu ersticken. Wollen wir mal hoffen, dass Sterben ähnlich ist wie eine Narkose.

## Arzt im Krankenhaus

Meine Tätigkeit als Assistenzarzt begann ich nach dem Abenteuer Bundeswehr wieder in der Medizinischen Klinik I des Krankenhauses Siloah, wo ich schon meine Medizinalassistentenzeit absolviert hatte.

Wir waren inzwischen nach Hannover-Waldhausen umgezogen, ins Haus meiner Eltern, wo wir das Obergeschoss umgebaut hatten. Unser Sohn Michael kam zur Welt, als ich gerade im Siloah auf der Erde lag, um einen Patienten zu reanimieren. Ich arbeitete im Siloah wieder überwiegend auf der Station 3, einer Männerstation, deren vorderer Teil gleichzeitig Aufnahmestation und Notfallbehandlungseinheit war, solange es noch keine eigentliche Intensivstation gab. Im hinteren Teil der Station mit dem etwas abgelegenen Arztzimmer war die Arbeit ganz gemütlich, nur musste ich in Urlaubszeiten häufig die gesamte Station betreuen, und das bedeutete dann schon erheblichen Stress. Zeitweise habe ich sogar zwei Stationen gleichzeitig versorgen müssen. Dazu kamen die Notdienste und später auch noch die Einsätze auf dem ersten Notarztwagen der Stadt Hannover. Die Notdienste schlossen sich an einen normalen Arbeitstag an und gingen nahtlos in den Stationsdienst am nächsten Tag über, bestenfalls konnte man sich dann seinen freien Nachmittag nehmen. Besonders im Dienst auf dem Notarztwagen war auch ohne aktuellen Einsatz an Schlafen nicht zu denken, zumal wir anfangs eigentlich keine spezielle Ausbildung dafür erhalten hatten und zumindest die jüngeren Kolleginnen und Kollegen häufig damit überfordert waren. Trotzdem ging es meistens gut.

Denn: Das Wichtigste, was ein Arzt braucht, ist Glück. Glück, dass man trotz zitternder Hände die Kanüle doch noch in die Vene bekommt, Glück, dass sich Fehler, die natürlich immer vorkommen, nicht zum Nachteil des Patienten auswirken oder zumindest nicht offensichtlich werden.

Manchmal bangt man tagelang, dass doch noch alles gut geht. Wenn einem da das Pech an den Stiefeln klebt, kann man gleich hinschmeißen. Manchmal habe ich wirklich viel Glück gehabt, zumindest nie ungewöhnliches Pech. Andererseits weiß ja jeder Arzt genügend Bescheid über Fehler, die Kollegen und auch Chefärzten passiert sind, das erzwingt regelrecht ein Vertrauensverhältnis, nämlich darauf, dass der andere die Klappe hält, anders geht's nämlich nicht.

Der damalige Chefarzt unserer Abteilung war schon dicht vor dem Ruhestand, bezüglich Kenntnissen und Fähigkeiten nicht mehr auf dem neuesten Stand, aber ein Mann, der Ruhe und Souveränität ausstrahlte, und halt Dinge, die er nicht mehr konnte, an seine Oberärzte delegierte und klug genug war, mit Kritik an seinen Assistenzärzten behutsam umzugehen. Nur unerfahrene Ärzte sind arrogant und glauben, alles besser zu wissen. Leider wurde so ein Typ sein Nachfolger als Chefarzt; als er sich bei uns vorstellte – ich war gerade in Urlaub – verkündete er den verblüfften Mitarbeitern, er sei gekommen, um den Saustall auszumisten.

Klar, dass so ein Großmaul bei mir schon unten durch war, bevor ich ihn gesehen hatte. Ich war damals schon einer der älteren Assistenten und in der Klinik überall gut angesehen und sah keinen Grund, mir sein rabaukenhaftes Gehabe gefallen zu lassen. Nachdem wir einmal in Gegenwart aller Kollegen heftig aneinandergeraten waren, und ich ihn gefragt hatte, ob er sich für seine Wortwahl entschuldigen würde, was er natürlich ablehnte, wurde er verträglich, ließ mich in Ruhe auf meiner Station arbeiten, kam nur noch selten zur Visite und hat mir im Abschlusszeugnis sogar vorbildlichen Einsatz bescheinigt. Ich bekam auch die üblichen geschönten Bescheinigungen von ihm, die ich für die Facharztanerkennung benötigte.

Er hat dann wohl mehr auf seinem älteren Oberarzt rumgehackt, dem man eigentlich die Chefarztstelle versprochen hatte, und dessen Rücken darum immer runder wurde und er selbst immer umständlicher und verschrobener, was mich auf seinen Visiten zuletzt mächtig nervte, obwohl ich ihn eigentlich immer sympathisch fand.

Gemeinerweise habe ich den armen, alten Oberarzt in meinem letzten Notdienst in der Klinik – was ich noch nie getan hatte – nachts aus dem Bett geholt zu einer Magenspiegelung, die er gar nicht liebte, und so ganz dringend notwendig wäre es wohl auch nicht gewesen.

Was heutige Klinikassistenten nicht verstehen werden war, dass wir uns damals überhaupt keine Gedanken um Preise von Medikamenten und anderen Therapien machen mussten. Im aufblühenden Wirtschaftswunder machten die Krankenkassen dicke Überschüsse und für die Patienten war nichts gut genug. Wir mussten keine Diagnosen verschlüsseln und eigens dafür verschlimmern oder dazuerfinden; dass es auch einen kaufmännischen Leiter der Klinik gab, wussten wir gar nicht. Ich war zwar immer dafür, möglichst wenig Medikamente einzusetzen, aber nicht aus wirtschaftlichen Erwägungen heraus, sondern wegen der nicht bekannten Interaktionen und der steigenden Nebenwirkungsrate. Früher habe ich immer gesagt, dass etwas faul ist, wenn ein Patient mehr als drei Medikamente bekommt, heute würde ich sagen fünf, wo doch immer mehr Patienten mit einer Liste von zehn bis zwanzig Medikamenten aus dem Krankenhaus entlassen werden. Früher habe ich gesagt: Die meisten Krankheiten heilen von allein, und die, die nicht von allein heilen sind meistens unheilbar. Später dachte ich manchmal: Die meisten Leute sterben auch von allein.

Aus heutiger Sicht muss ich sagen, dass ich an den damaligen Verhältnissen im Krankenhaus nicht viel zu kritisieren habe, allenfalls die 6-Betten-Zimmer, die für die meisten Patienten sicher eher ein Hindernis auf dem Weg zur Gesundung darstellten. Was mir besonders gefallen hat, war die einjährige Weiterbildung in der Röntgenabteilung, ich habe auch später in meiner Praxis sehr gern Röntgenuntersuchungen durchgeführt, solange das unter wirtschaftlichen Aspekten noch möglich war. Schön war auch, dass ich an den ersten Ultraschalluntersuchungen in unserer Klinik beteiligt war und später in der Praxis schon über viel Erfahrung auf dem Gebiet verfügte, auch kamen zu meiner Klinikzeit die ersten endoskopischen Untersuchungen mit flexiblen Fiberglasinstrumenten auf, so dass während meiner Facharztausbildung sich die diagnostischen Möglichkeiten innerhalb weniger Jahre derart schnell verbessert hatten wie nie zuvor.

Nach erhaltener Facharztanerkennung wurde mir schnell klar, dass ich nicht auf Dauer im Krankenhaus bleiben wollte, zumal mir die Notdienste doch allmählich schwerer fielen. Vor der Niederlassung wollte ich aber noch die Promotion zum Dr. med. nachholen. Hier ergab sich dann die Möglichkeit, in einer neu errichteten geriatrischen Rehabilitationsklinik in Hannover-Langenhagen weitgehend stressfrei nebenher an einer Doktorarbeit über die erzielten Erfolge der Klinik zu arbeiten: ›Möglichkeiten und Grenzen der geriatrischen Rehabilitation‹. Die Sache war dann auch innerhalb von zwei Jahren erledigt. Die Arbeit an der Klinik hatte mir zudem gezeigt, dass ich lieber mit älteren Patienten arbeitete, die ja meistens konkrete Erkrankungen aufweisen, als mit jüngeren, denen man ja häufig bescheinigen muss, dass sie organisch eigentlich gesund sind.

## Landarzt

Bei meiner Umschau nach Niederlassungsmöglichkeiten wurde mir zunächst eine internistische Praxis im Zentrum Hannovers, in der Georgstraße, angeboten. Der Inhaber wollte angeblich aus gesundheitlichen Gründen die Praxis abgeben, allerdings seine Akupunkturpatienten weiterbehandeln.

Die Sache kam mir ziemlich faul vor, die Patientenzahl war eher niedrig, ebenso der Gewinn, zwei Häuser weiter gab es eine weitere internistische Praxis, der Vermieter war auch zu keiner Reduzierung der exorbitant hohen Miete bereit. Gott sei Dank habe ich die Finger davongelassen, der Kollege, der dann später die Praxis übernahm, hat sie nach einem Jahr wieder geschlossen.

Ich musste mich damit anfreunden, dass es sicherer war, eine Praxis auf dem Land zu übernehmen, was allerdings zwangsläufig einen Umzug erforderlich machte. Dann ging alles Hals über Kopf, ein Kollege in Gronau/Leine, ich wusste erst gar nicht, wo das lag, war unheilbar erkrankt, es handelte sich um eine sehr gut gehende Praxis, aber es musste alles ganz schnell gehen.

Die Ehefrau des Praxisinhabers (er selbst war nicht mehr verhandlungsfähig), wollte, nachdem ich mich mit meiner Frau vorgestellt hatte, die Praxis am liebsten an mich abgeben trotz bestehender Alternativen. Sie erreichte bei der zuständigen Kassenärztlichen Vereinigung in Hildesheim, dass ich die mir noch gänzlich fehlende Praxisvertretung von einem halben Jahr in der Praxis meines Vorgängers ableisten konnte, obwohl dieser ja gar nicht mehr anwesend war. Als ich selbst Bedenken hatte, sagte man mir bei der Kassenärztlichen Vereinigung, dass die Arzthelferinnen der Praxis viel Erfahrung hätten und mir schon alles beibringen würden.

Das wäre heute völlig ausgeschlossen, bei gut fünfzig verschiedenen Formularen, Praxisbudgets, Arzneimittelrichtgrößen, Qualitätskontrollen, Regressandrohungen, Leitlinien, Zertifizierungen und und und. Damals gab es nur vier oder fünf Formulare, wir bekamen zwar mehrere dicke Ordner mit Verträgen zwischen Krankenkassen und Kassenärztlicher Vereinigung, lesen musste man die aber nicht, es reichte damals noch, Entscheidungen nach dem gesunden Menschenverstand zu treffen, dann lag man schon richtig, und Strafandrohungen gab es eh nicht. Wenn man wirklich was falsch machte, riefen die Kassen an, und das Problem wurde bereinigt. Damals ging man noch höflich miteinander um.

Innerhalb weniger Tage habe ich mit der Klinik einen Auflösungsvertrag vereinbart, den Praxismietvertrag abgeschlossen, den Kredit von ca. 250.000 DM von der Bank bekommen, damals kein Problem, obwohl ich kein Eigenkapital hatte, und dann ging es auch schon los.

So saß ich also am 3. Oktober 1983 nach zehnjähriger Tätigkeit in Kliniken erstmals in meiner eigenen Praxis und harrte ziemlich angespannt der Dinge, die als niedergelassener Arzt auf mich zukommen sollten. Es sollten zweiundzwanzig Jahre werden, die ich dort an meinem Schreibtisch gesessen habe.

Die Praxis war vom ersten Tag an voll, viele Patienten mussten dringend weiterbehandelt werden, fühlten sich an die Praxis gebunden und standen nun vor der Tür. Mein Vorgänger war inzwischen an Lungenkrebs verstorben, man erzählte mir, dass er während der Sprechstunde gelegentlich in den Garten gegangen war, um zu rauchen. Das hätte ich jetzt eigentlich auch ganz gern getan: lauter neue Patienten, mindestens fünfzig am Tag.

Glücklicherweise lag mein Vorgänger mit naturwissenschaftlicher Sichtweise auf meiner Wellenlänge, so dass ich mich bei Folgeverordnungen nicht allzu oft verbiegen musste. Verblüfft war ich aber doch, wie viele intramuskuläre Spritzen besonders bei Rückenbeschwerden, oft in ganzen Serien, verabreicht worden waren; ich versuchte schon damals das auf ein vernünftiges Maß zu reduzieren, später galt eine derartige Vorgehensweise als Kunstfehler. Aber nicht wenige Patienten bestanden auf ihren Spritzen, obwohl Tabletten pharmakologisch nicht weniger wirksam gewesen wären. So wurde mir schnell klar, dass es in der Praxis oft galt, Kompromisse zu schließen, wo in der Klinik konsequentes Handeln möglich war. Überrascht hat mich in den ersten Monaten auch, wie relativ häufig doch schwerwiegende Erkrankungen in einer Kleinstadt vorkommen. Da ich grundsätzlich zu optimistischer Betrachtungsweise neige, gab es manche Überraschung und Enttäuschung. Unser Chirurgie-Professor in Göttingen versuchte, uns damals fast in jeder Vorlesung von seiner Erfahrung zu überzeugen, nämlich: Häufige Krankheiten sind häufig und seltene Krankheiten sind selten. Ich bekam eher den Eindruck, dass seltene Krankheiten häufiger sind, als man denkt. So habe ich zum Beispiel überhaupt nur einmal in meiner über dreißigjährigen Tätigkeit als Arzt eine innere Bauchwandhernie (Hernia obturatoria) erlebt – aber dies ausgerechnet bei meiner Mutter. Darauf komme ich später zurück.

Hier mal eine kurze Beschreibung meines Tagesablaufs im normalen Praxisalltag: Um 7:00 Uhr begann ich mit den Röntgenuntersuchungen, speziell Röntgenuntersuchungen des Magens und des Dickdarmes (als ich später die Röntgenanlage des örtlichen Krankenhauses mitbenutzen durfte, ging es da schon um 6:45 Uhr los). Anschließend standen Ultraschalluntersuchungen des Bauches und der Schlagadern auf dem Programm, bevor dann um 8:00 Uhr die eigentliche Sprechstunde begann, offiziell bis 11:00 Uhr, aber vor 12:00 Uhr war ich selten damit fertig. Dann waren noch Rezepte zu unterschreiben, Telefonate zu führen und die Post durchzusehen, bevor es zu den geplanten und evtl. neu hinzugekommenen Hausbesuchen ging. (Natürlich kam es auch hin und wieder vor, dass man die Praxis zwischendurch wegen dringender Notfälle verlassen musste). Zum Mittagessen zuhause war ich meistens gegen 14:00 Uhr, dann noch Zeitung lesen und ein kleiner Mittagsschlaf, wobei unsere Siamkatze es sich auf meinem Bauch bequem machte, und schon ging es gegen 16:00 Uhr weiter mit bestellten Patienten und der Nachmittagssprechstunde, wobei meine Frau als Arzthelferin (eigentlich Krankengymnastin) allein in der Anmeldung war. Die letzten Patienten gingen gegen 18:30 Uhr, dann kam die Lektüre der Fachzeitschriften, häufig noch weitere Hausbesuche und schließlich die Erledigung des ganzen Papierkrams, auch das Diktieren der Befundberichte bei Überweisungen, so dass ich meistens erst um 22:30 zum Nachrichtenmagazin ›Tagesthemen‹ nach Hause kam. Eine Zeit lang, als der Computer streikte und ich die Eingaben zum Teil rekonstruieren musste, wurde es darüber Mitternacht. Wenn man Pech hatte, öffnete man dann die Haustür und hörte schon das Telefon klingeln – der nächste Hausbesuch! Zeitweise hatte ich auch samstags Vormittag Sprechstunde, dazu kamen die Notdienste, so dass man schon mit sechzig bis siebzig Wochenstunden rechnen musste. Wenn man daraus den Stundenlohn errechnete und den Urlaub von zwei bis drei Wochen im Jahr (in den ersten Jahren auch null Wochen) berücksichtigte, fragte man sich schon, warum man nicht was Ordentliches gelernt hatte!

Zur finanziellen Situation nur so viel: Bei Praxisbeginn hatte ich 250.000 DM Schulden, am Ende hatte ich das Glück, überhaupt einen Praxisnachfolger zu finden, der Kaufpreis betrug aber nur ein Zehntel der Summe, die ich bezahlt hatte. Wenn nicht zwischenzeitlich die Erbschaft von meinen Eltern dazugekommen wäre, hätte ich Personal entlassen, auf eigenen Urlaub ganz verzichten müssen und den Kindern keine Ausbildung mehr bezahlen können. Finanziell gelohnt hat sich die Sache also nicht, wobei ich zugebe, dass mich das auch nicht besonders interessiert hat, Befriedigung und Ärger hielten sich in etwa die Waage. Anfangs hat die ärztliche Tätigkeit ja noch im Vordergrund gestanden und schon auch Spaß gemacht, am Ende, als ›Krankheitsverwaltungs-Angestellter‹ der Krankenkassen, überwog eindeutig der Frust. Was bleibt, ist das Gefühl, immer gerade noch die Kurve gekriegt zu haben.

Hausbesuche waren anfangs ja ganz etwas Neues für mich und wegen der fehlenden Ortskenntnis, vor allem in den umliegenden Dörfern, mit Schwierigkeiten verbunden, später habe ich die Routinebesuche in der Mittagszeit ganz gern gemacht und hatte auch immer meine Lieblingspatienten, zu denen ich wirklich gern gefahren bin. Übrigens kann man bei Besuchen manches erfahren, was einem sonst verborgen geblieben wäre, beispielsweise musste ich einmal zu einem Hausbesuch zu einer extrem übergewichtigen Patientin, die immer behauptete, so gut wie nichts zu essen. Als ich ins Wohnzimmer kam, sah ich dort die Brötchen bereitliegen zum Abendessen, und mir fiel sofort auf, dass auf den Brötchen jeweils mehrere Wurstscheiben übereinander lagen! Ich wäre im Leben nicht auf die Idee gekommen, mehr als eine Scheibe drauf zu tun. So klärt sich manches anlässlich eines Hausbesuches.

Mit meinen Arzthelferinnen habe ich eigentlich immer Glück gehabt, alle waren stets gutwillig und sind (wie ich selbst) oft auch bei Erkrankung zur Arbeit gekommen. Freilich habe ich ihnen bei meiner Neigung, lieber alles selbst zu machen, oft zuviel Arbeit abgenommen, was ihnen nach meiner Praxisabgabe eher geschadet hat.

Der Vater meines Praxisvorgängers, selbst Arzt und schon über achtzig Jahre alt, hat mich bis zu seinem Tod gelegentlich in der

Praxis besucht, das war immer eine angenehme Abwechslung. Auch zur Schwester meines Vorgängers, die am Ort eine kinderärztlich ausgerichtete Allgemeinpraxis betrieb, hat sich ein sehr gutes kollegiales Verhältnis entwickelt, ebenso zu einigen anderen niedergelassenen Kollegen, die teilweise zeitgleich mit mir ihre Praxen eröffnet hatten. Leider haben später hinzugekommene Ärzte kollegiales Verhalten nicht mehr so wichtig genommen, wohl auch in Sorge um finanzielles Wohlergehen, so dass in den letzten Jahren nur noch selten Ärzteversammlungen stattfanden.

Als sehr angenehm habe ich es empfunden, dass Gronau(Leine), obwohl Kleinstadt, ein eigenes Krankenhaus hatte, damals neben Chirurgie und Innere auch noch mit gynäkologischer und pädiatrischer Abteilung, was im Notdienst ein beruhigendes Gefühl gab, zudem auch noch ein Notarztwagen am Krankenhaus stationiert war. So waren die Notdienste, wenn man erst mal die Umgebung kannte, doch weniger anstrengend als im Krankenhaus, wo man weitgehend auf sich allein gestellt war.

Wochenendnotdienst fiel nur ein- oder zweimal im Quartal an, allerdings musste man dann am Montag wieder voll in der Praxis arbeiten, und der freie Nachmittag am nächsten Mittwoch fiel auch aus, weil man dann erneut zum Notdienst eingeteilt war. Anfangs habe ich auch samstags noch Sprechstunde für Berufstätige gehabt und Hausbesuche im Pflegeheim gemacht. In den ersten zehn Jahren gab es noch keinen geregelten Dienst an den Wochentagen, so dass man Tag und Nacht für seine Patienten erreichbar war und das wurde ausgenutzt, vor allem, wenn man den Anfängerfehler machte, zu nett zu den Leuten zu sein. Da musste man bei einigen Patienten, die wiederholt wegen Lappalien nachts anriefen, schon mal unfreundlich werden, und das fällt in solchen Situationen nicht schwer.

Na, ich gebe dir den Rat: Arzt solltest du nicht werden, es kann schon sehr stressig sein, und es wird einem ja auch nicht mehr gedankt, und angemessen bezahlt wird es sowieso nicht. Darüber wird später noch zu schreiben sein. Es hat auch anfangs viel Nerven – und Geld – gekostet, die Röntgenanlage wieder auf Vordermann zu bringen, die Firmen wollen immer nur dein Bestes, nämlich dein Geld. Da kamen schon ungewohnte Tätigkeiten auf mich zu, zumal man mit den medizinischen Belangen eigentlich voll ausgelastet ist. Wenn du aus irgendeinem Grund Arzt werden möchtest, dann mach es an einer Poliklinik, wo sich Leute um die kaufmännischen Dinge kümmern, die Lust und Zeit dazu haben. Der Einzelkämpfer ist ja eh nicht mehr gefragt, und das ist wohl auch gut so. Allenfalls geht das als Barfußarzt, nur mit Stethoskop und Blutdruckmessgerät.

Nach dem ganzen Stress unter der Woche brauchte man unbedingt das Wochenende (und Mittwochnachmittag), um überhaupt noch zu leben. (Auf diese Weise verkürzt sich aber das Leben auf ein Drittel!) Wir waren noch im November '83 nach Gronau umgezogen und später mieteten wir ein Wochenendhaus zunächst auf einem Berg in Hessisch-Oldendorf, später in Mardorf am Steinhuder Meer, nicht weit vom Wasser. Da begann das Wochenende immer mit einem Whisky, den ich in die Lücken zwischen den

Eiswürfeln goss. Immerhin schaffte ich es, mich neben der Arbeit besonders um Astronomie und Archäologie (speziell Ägypten) zu kümmern.

Ich will mal jetzt was zu einem Thema sagen, das mich während meiner gesamten ärztlichen Tätigkeit beschäftigt und zeitweise irritiert hat: Das Ausstellen der Totenscheine oder – wie es amtlich heißt – der Todesbescheinigung. Zunächst war das ein DIN-A5-Bogen, doppelseitig bedruckt, verständlich und leicht auszufüllen, es hat auch niemals Probleme damit gegeben. Später, nachdem Bürokraten, deren einzige Tätigkeit ja darin besteht, der wirklich arbeitenden Bevölkerung die Arbeit zu erschweren, den Schein in die Finger bekommen haben, mutierte er zu einem achtseitigen DIN-A4-Konvolut, davon vier Durchschriften, eine integrierte Tüte mit innen liegender Kopie, zwei Unterschriften und drei Stempeln sowie einer Anleitung zum Ausfüllen, da offensichtlich nicht von selbst verständlich. Laut Anleitung hätte der Arzt zudem einen Umschlag mitführen müssen, in dem – verschlossen natürlich – im Fall einer Feuerbestattung die entsprechende Kopie den Angehörigen mitzugeben war. Die Ausfüllungsanleitungen differierten hier aber je nach Auflage, die Kopien waren zudem häufig in falscher Reihenfolge geheftet, offenbar fand man keinen Drucker, der den bürokratischen Geniestreich korrekt umsetzen konnte. So hatte man peinlicherweise auch statt ›Sektionsbefund‹ ›Selektionsbefund‹ gedruckt. Zudem war das Datum der Leichenschau vor das Datum des Sterbezeitpunktes gesetzt, was Ärzte, die gewohnt waren, logisch zu denken, zu Fehlern beim Ausfüllen geradezu ermutigte.

Dieses Formular war ein wunderschönes Lehrbeispiel dafür, was dabei herauskommt, wenn Schreibtischtäter (Bürokraten und Professoren, schlimmstenfalls in Personalunion) damit beauftragt werden, Dinge zu tun, von denen sie keine Ahnung haben, nämlich von den praktischen Dingen des täglichen Lebens. Und kannst du dir vorstellen, welche Wut einen überkommt, wenn man gezwungen wird, derart unbrauchbare Formulare auszufüllen, und dann noch von den neunmalklugen Professoren zu hören bekommt, dass die Ärzte mit der Leichenschau schlampig umgingen und so viele Verbrechen unentdeckt blieben? Wie soll man denn, wenn man aus der Praxis zu einem Toten gerufen wird, diesen vollständig entkleiden und den Finger in sämtliche Löcher stecken, womöglich noch im Beisein der geschockten Angehörigen, wo in der Praxis vielleicht dringende Fälle warten? Ist es da nicht ratsam, sich um die noch Lebenden zu kümmern und den Toten tot sein zu lassen?

Natürlich können Ärzte, solange sie sich vorrangig um lebende Menschen kümmern müssen, nur eine schlampige Leichenschau durchführen. Und was passiert denn, wenn man wirklich nicht sicher ist, ob eine natürliche Todesursache vorliegt und die Polizei einschaltet? Als ich das zum ersten Mal tat, wurde ich am Telefon erst mal darüber aufgeklärt, ›wie das bei uns hier so läuft‹. Wenn keine schweren äußeren Verletzungszeichen vorliegen, geschieht von Seiten der Polizei gar nichts. Natürlich ist es unter solchen Voraussetzungen kein Problem, jemanden zu vergiften. Selbst, als ich bei einem völlig unklaren Todesfall eines zwanzigjährigen die Polizei rief, wurde keine Obduktion durchgeführt.

Meiner Ansicht nach ist das Problem der Leichenschau am besten dadurch zu lösen, dass der hinzugerufene Arzt nur den Tod feststellt, dazu genügt ein ganz einfaches Formular, und die eigentliche Leichenschau von denen durchgeführt wird, die genug Zeit dafür haben und sowieso alles besser wissen, nämlich den Gerichtsmedizinern oder von ihnen speziell ausgebildetes Personal. Ich glaube schon, dass sich auf diese Weise die statistische Anzahl der durch Fremdverschulden Verschiedenen enorm erhöhen wird. Wer bezahlt aber die zusätzlich erforderlichen Kripo-Beamten? Es kommt ja noch schlimmer: Auch die Todesfeststellung selbst ist keineswegs unproblematisch. Du hast vielleicht auch schon gehört, dass es immer wieder einmal vorkommt (durchaus einige Fälle im Jahr, allein in Deutschland), dass Totenscheine für Leute ausgestellt werden, die beim Bestatter dann noch Lebenszeichen von sich geben, allerdings selten wirklich überleben. Eine so wichtige Sache wie die Todesfeststellung ist meines Erachtens wirklich recht großzügig geregelt. (Hoffentlich liest das kein Bürokrat!)

Jeder Arzt irrt sich mehrmals täglich. Warum nicht bei der Todesfeststellung, zumal die angeblich sicheren Todeszeichen durchaus so sicher nicht sind? Wann sind beispielsweise Flecken auf dem Rücken Todeszeichen und wann schon prämortal entstandene Hautveränderungen? Das Gleiche gilt für die Totenstarre. Und wie ausgeprägt müssen Totenflecken oder Totenstarre sein, ist der Befund hier nicht manchmal Interpretationssache, zumal bei der meist schlechten Beleuchtung in deutschen Schlafzimmern? Könnte es nicht sein, dass zwei Ärzte hier zu unterschiedlichen Beurteilungen kommen und einer vielleicht vorsichtshalber eine erneute Untersuchung in zwei Stunden vorschlagen würde?

Wie sieht das aber in der Praxis im Notdienst aus, wenn eine lange Liste weiterer, meist dringender Besuche ansteht? Und wer sagt schon gern zu den Angehörigen: Tut mir leid, ich kann noch keine sicheren Todeszeichen feststellen und muss noch einmal wiederkommen, aber gehen Sie mal davon aus, dass der Opa tot ist.

Um juristisch abgesichert zu sein, müsste man in solchen Fällen ja konsequenterweise eine Reanimation vornehmen. Wird man da nicht doch dazu neigen, den Schein gleich zu unterschreiben, in der Hoffnung, dass wie immer schon alles gut gehen wird? Na, ich kann dir sagen, dass ich wirklich froh bin, dass mir da kein Fehler unterlaufen ist.

Jedenfalls muss man davon ausgehen, dass es auch unter Ärzten Leute gibt, die sehr gewissenhaft sind, aber auch andere, die zu Leichtsinn neigen, insofern wäre die Todesbescheinigung durch zwei Ärzte sicher optimal, aber in der Praxis kaum durchführbar. Wir werden uns wohl damit abfinden müssen, dass wir, wenn wir tot sind, dies nur mit einer relativ großen Wahrscheinlichkeit sind, die in den folgenden Tagen aber eh zur Sicherheit wird. Allerdings ist bei einer geplanten Feuerbestattung aus forensischen Gründen immer eine zweite Leichenschau vorgeschrieben, so dass man eine Verbrennung schon aus diesem Grund nur ›wärmstens‹ empfehlen kann.

Übrigens hat sich im Zeitalter der IGEL-Leistungen (ich komme darauf später zurück) eingebürgert, dass Ärzte an der eigentlich gültigen Privat-Gebührenordnung vorbei (die Kassen sind für tote Mitglieder nicht mehr zuständig) exorbitante Summen für das Ausstellen der Todesbescheinigung verlangen, während früher viele Ärzte ganz darauf verzichtet haben. Ich habe das als einziger Arzt in unserer Region bis zuletzt durchgehalten, weil ich der Meinung bin, dass die Angehörigen für die Bestattung schon genug bezahlen müssen. Warum kann nicht wenigstens der Tod umsonst sein? Was soll schon dabei herauskommen, wenn den Ärzten seit Jahren von Wirtschaftsunternehmen, Beratern, Bankern und den Ärztekammern selbst eingetrichtert wird, dass eine Arztpraxis ein Wirtschaftsunternehmen sei wie jedes andere auch? Jede Gesellschaft bekommt die Ärzte, die sie verdient.

Ich stelle fest, dass ich beim Schreiben jetzt doch nicht mehr so große Lust verspüre, mich über alle Exzesse der Bürokratie, mit denen man uns in den letzten Jahren die Arbeit erschwert hat, im Einzelnen auszulassen. Ich bin ja froh, dass ich mich mit dem ganzen Blödsinn nicht mehr befassen muss. An alle Bestimmungen und Regulierungen kann ich mich auch nicht mehr erinnern. Ich versuche, hier mal eine Aufstellung von Verordnungen und Institutionen zu Papier zu bringen, mit denen wir erst nach meiner Niederlassung 1983 beglückt wurden und werde zu einigen Kommentare abgeben:

- *Praxisbudgets incl. Zusatzbudgets,*
- *Arzneimittelrichtgrößen mit Regressandrohungen und später Bonuszuteilung,*
- *Sprechstundenbedarfsregelung,*
- *Patientenquittungen,*
- *Röntgen-Qualitätskontrollen,*
- *MDK (Medizinischer Dienst der Krankenkassen),*
- *Pflegeversicherung,*
- *Häusliche Krankenpflege,*
- *Therapie-Leitlinien,*
- *Heilmittelverordnung,*
- *Hilfsmittelkatalog,*
- *TÜV für Defibrillator-Geräte,*
- *DMP (Disease-Management-Programme),*
- *Zwangsfortbildung mit Punktevergabe,*
- *IGEL-Leistungen (Individ. Gesundheitsleistungen),*
- *Praxisgebühr,*
- *Qualitätsmanagement,*
- *Praxis-Zertifizierung,*
- *Hausarztmodell,*
- *Praxisnetze,*
- *Einzelverträge mit den Kassen*
- ...

Diese Liste ist mit Sicherheit nicht vollständig, zu bedenken ist zudem, dass jede Neuregelung wieder mit einer Vermehrung von Formularen verbunden war, so dass jede Arztpraxis zuletzt gut fünfzig verschiedene Formulare vorrätig halten musste (anfangs waren es höchstens fünf). Die Kassenärztlichen Vereinigungen, deren ›Verhandlungsgeschick‹ mit den Kassen diese aberwitzige Bürokratisierung erst ermöglichte, schätzte selbst im Jahr 2006, dass ein Kassenarzt täglich mindestens zwei Stunden mit der Bewältigung des Papierkrams beschäftigt war, Zeit, die für die Behandlung von Patienten fehlte. Und dies war durchaus im Sinne der Krankenkassen, so wurden etwa die Formulare für Kuranträge offensichtlich mit dem einzigen Ziel ausgeweitet, die Ärzte von der Ausfüllung abzuschrecken und so die Kuranzahl herunterzufahren. Die Ärzte wurden ganz bewusst zu Krankheits-Verwaltern degradiert.

Jetzt einige Bemerkungen zu den oben angeführten Bestimmungen und Verordnungen im Einzelnen. *Praxisbudgets* wurden schon ganz zu Beginn meiner Niederlassung eingeführt, zunächst in Form einer Begrenzung des Gesamthonorar-Volumens aller Ärzte, die Kassenärztlichen Vereinigungen hatten dann die Aufgabe, das Honorar unter den Ärzten zu verteilen, die ihre Leistungen daher nicht mehr in DM-Beträgen, sondern in Form von Punkten abrechneten. Wie viel ein Punkt letztlich wert war, erfuhren die Ärzte erst nach gut einem halben Jahr mit der Endabrechnung.

Die Idee dabei war natürlich, dass Ärzte, die betrügerisch abrechneten, damit nicht die Kassen, sondern allein die Kollegen schädigten. Eine solche Regelung war zugegebenermaßen auch sinnvoll und erforderlich, um die Krankenkassenbeiträge der Versicherten nicht ins Unbezahlbare steigen zu lassen. Nur wäre es dann Pflicht der KV (Kassenärztlichen Vereinigung) gewesen, dafür zu sorgen, dass alle Ärzte korrekt abrechneten. Stattdessen lud die KV zu Informationsveranstaltungen, in denen man die Ärzte darüber aufklärte, wie die Leistungsbeschreibungen, die Grundlage der Punktebewertung waren, möglichst großzügig ausgelegt werden könnten, da man sich nicht vorwerfen lassen wollte, man habe mit den Kassen Verträge abgeschlossen, die die meisten Ärzte ruinieren müssten. Als das in den folgenden Quartalen natürlich zu einem enormen Punktwertverfall führte (Ärzte im Hamsterrad), forderte man nun dazu auf, weniger Leistungen abzurechnen, was bei ansteigendem Punktwert gleiches Honorar bei geringerem Arbeitseinsatz bedeutet hätte.

Ärzte, die diesen Anweisungen folgten, waren die Dummen, da man später die Abrechnungen in diesen Quartalen zur Grundlage von individuellen Praxisbudgets machte, die nicht mehr überschritten werden durften. Die Insider der KV (alles selber Ärzte) hatten natürlich inzwischen weiter nach Kräften abgerechnet und für Besitzstandswahrung gesorgt. Solches Verhalten ist mit den Usancen einer kapitalistischen Gesellschaftsordnung durchaus vereinbar, und so zeigten die Sozialgerichte, die viele benachteiligte Ärzte angerufen hatten, keinerlei Neigung, sich in die innerärztlichen Verteilungskämpfe einzumischen. Ich hatte ebenfalls Klage eingereicht, was damals noch kostenlos war. Die Verhandlung vor dem Sozialgericht Hannover fand nach vier Jahren statt, als ich die Sache längst abgehakt hatte, denn inzwischen war einerseits das Verhalten der KV durch Bescheid des Bundessozialgerichts grundsätzlich gebilligt worden, andererseits war schon wieder eine neue Gebührenordnung in Vorbereitung, die die Gerichtsentscheidung in der Sache irrelevant machte. Die Richterin war jung, hübsch und nett – wir haben uns auf meinen Vorschlag darauf geeinigt, dass Recht und Gerechtigkeit zwei verschiedene Paar Schuhe sind. Dafür habe ich die Klage zurückgezogen.

Die Einführung der Praxisbudgets hatte auch Vorteile. So konnte man zwar in den letzten Wochen eines Quartals kaum noch etwas verdienen, da das Budget längst überzogen war, andererseits konnte einen das durchaus ermutigen, Urlaub zu nehmen. Da auch nächtliche Hausbesuche nach Budgetüberschreitung nicht mehr bezahlt wurden, wohl aber in jedem Fall im organisierten Notdienst, haben wir natürlich jetzt auch an den Wochentagen ab 18:00 Uhr einen Notdienst eingerichtet. Du siehst, dass die Reformen im Gesundheitswesen durchaus nicht immer zum Nachteil der Ärzte ausfielen, in jedem Fall aber auf Kosten der Patienten gingen.

Die innerärztlichen Verteilungskämpfe wüteten zur Freude des Gesundheitsministeriums vor allem zwischen Haus- und Fachärzten, was man sofort nutzte, um die Zwischenstellung der Internisten zu beseitigen, indem sie gezwungen wurden, sich für haus- oder fachärztliche Ausrichtung festzulegen. Entscheiden konnte man sich nur anhand der Gebührenordnung, dort wurde eine zusätzliche Hausarztpauschale festgeschrieben, deren Inanspruchnahme aber nach einer Übergangsphase die Abrechnung spezieller Untersuchungen wie Röntgen, Gastroskopien und Koloskopien ausschloss. Da ich zu neunzig Prozent eigene Patienten betreute, nur zehn Prozent aus Überweisungen zum Röntgen oder zur Gastroskopie bestanden, konnte ich mich nur für die hausärztliche Versorgung entscheiden. Natürlich wurde diese Teilenteignung der Internisten wiederum von Seiten der Gerichte abgesegnet. So gab es dann neben dem absurden Facharzt für Allgemeinmedizin auch noch den Facharzt für Innere Medizin (Hausärztliche Versorgung).

Übrigens, nachdem den Allgemeinmedizinern aus Gründen der vermeintlichen Gleichberechtigung die Bezeichnung Facharzt zuerkannt wurde, nannten sich die eigentlichen Fachärzte zur Unterscheidung nur noch Internist, Chirurg, Augenarzt und so weiter. In der Medizin ist eben alles anders als im wirklichen Leben, mit Logik hat das nicht viel zu tun. Finanziell stellte ich mich mit der neuen Regelung nicht wesentlich schlechter, die Arbeit war ja eher weniger stressig, aber mein Bestreben, die Praxis möglichst frühzeitig abzugeben wurde gefestigt. Am meisten hat mich geärgert, dass die Internisten je nach Interessenlage mal den Hausärzten, mal den Fachärzten zugeordnet wurden, immer so, wie es für sie von größerem Nachteil war.

Nachdem das Einfrieren der Arzthonorare die Kassen der kranken Krankenkassen (die sogar glaubten, sich mit Bezeichnungen wie ›Gesundheitskasse‹ gesundbeten zu können) nicht gefüllt hatte, kam man auf die Idee, den Ärzten jetzt das ärgerliche Verordnen von Medikamenten auszutreiben. Dazu wurden *Arzneimittelrichtgrößen* (immer natürlich mit Unterstützung der KV) für die einzelnen Arztgruppen erstellt. Die hausärztlichen Internisten erhielten – wen wundert es noch – ein niedrigeres Budget als die Allgemeinmediziner. Für Überschreitungen der Budgets wurden Regresse angedroht, dabei handelte es sich nicht selten um sechsstellige Beträge. Auch diese Aufforderung zur Unterlassung von Hilfeleistung blieb durch die Gerichte ungeahndet.

Ich habe keine Lust, jetzt im Einzelnen auf die Problematik (unzureichende Information der Ärzte über ihr Verordnungsverhalten, fehlerhafte Statistiken über verordnete Rezepte, unübersichtliche Ausnahmeregelungen und Zuzahlungsbefreiungen der Patienten und so weiter und so weiter) einzugehen. Chaotische Reglementierungen mit immer neuen Ausnahmeregelungen, die die Regel schnell zur Ausnahme werden ließen, hatten längst das gesamte Gesundheitswesen erfasst.

Immerhin wurde für die Jahre 1999 bis 2002 trotz erheblicher Überschreitungen der Richtgrößen kein Regressantrag gegen mich gestellt. Zahlen über tatsächlich erfolgte Regresse wurden bisher nicht bekanntgegeben. Für 2002 sind nach Angaben der KV-Niedersachsen vom Juli 2006 gegen neunhundert Ärzte in Niedersachsen Richtgrößenprüfungen wegen Überschreitungen eingeleitet worden. Für 2003 bis 2005 kann es auch mich noch erwischen. Über Regresse der Richtgrößen für Heilmittel (Massagen, Krankengymnastik und so weiter) ist noch gar nichts bekannt. Was ist eigentlich für ein Verwaltungsaufwand nötig, um all diese Reglementierungen umzusetzen und zu überprüfen? Könnte man das Geld dafür nicht sinnvoller einsetzen?

Wer seinen Patienten zu wenig Medikamente verordnet, wird übrigens nicht bestraft, im Gegenteil, die neueste Idee aus kranken Politikerhirnen wurde gerade umgesetzt: Ärzte, die ihre Arzneimittelrichtgröße unterschreiten, werden zukünftig mit Bonuszahlungen belohnt! Dabei weiß jeder Arzt, dass eine globale Überschreitung der

Arzneimittelrichtgrößen von exorbitanten Ausmaßen nur dadurch vermieden wird, dass sich viele Ärzte noch nicht um die Therapie-Leitlinien der neunmalklugen Professoren kümmern – Gott sei Dank, müsste man im Gesundheitsministerium sagen. Oder anders ausgedrückt: Der Arzt, der sich an die Therapie-Leitlinien halten möchte, muss damit rechnen, dass er die Medikamente für seine Patienten zum großen Teil selbst bezahlt. Und wenn er sich nicht daranhält und seinen Bonus einstreicht, hat er im Fall eines Falles verdammt schlechte Karten vor Gericht!

Wer ist eigentlich noch so blöd, sich das gefallen zu lassen? Vom Halbgott in Weiß zum Deppen der Nation! Ich sagte es schon: Jede Gesellschaft bekommt die Ärzte, die sie verdient.

Jeder Arzt, der irgendwie kann, hört derzeit auf, selbst wenn er keinen Nachfolger für seine Praxis findet. Woher auch! Bleibt nur die Frage, wie sich das auf die Höhe der Renten auswirkt.

Noch was zu den *Therapie-Leitlinien,* die für immer mehr Krankheiten etabliert werden. Kann sicherlich nichts schaden, wenn man sie kennt, nur darf man sie nicht überbewerten, denn auch die Professoren ersetzen ja nur ihre Irrtümer von gestern durch neue, bestenfalls geringere. Beispiel: Jeder Medizinstudent, der behauptet hätte, Magengeschwüre würden nicht durch Stress, sondern durch Bakterien entstehen, wäre noch vor zehn Jahren durchs Examen gefallen. Bin mal gespannt, wie lange man braucht, bis man feststellt, dass die Bakterien zwar dabei vorkommen, aber nicht die eigentliche Ursache sind. Therapie-Leitlinien können neue Ideen und kreatives Denken auch behindern und, worüber sich viele Ärzte empören werden, alternative Heilmethoden in Misskredit bringen.

Da ich gerade bei Arzneimitteln bin, möchte ich mir ein Wort über die Pharmaindustrie nicht versagen. Die ganze Malaise begann meiner Erinnerung nach vor fünfundzwanzig Jahren, als eine Arzneimittelfirma auf die Idee kam, für ein neues, aus heutiger Sicht nicht mal besonders gutes Migränemittel 30 DM für eine Tablette zu verlangen, statt der vorher üblichen Pfennigbeträge. Da war der Damm gebrochen und alle zogen nach. Heute ist kein neues Medikament für weniger als 1 Euro pro Tablette zu bekommen. Dann kamen Professoren im Auftrag der Pharmaindustrie auf die Idee, für vorhandene, aber wenig erfolgreiche Medikamente eigens Krankheiten zu erfinden und bei schon bekannten Krankheiten durch Senkung der sogenannten Normalwerte, etwa für Blutdruck und Blutzucker, jede Menge neuer Patienten zu erschaffen, was den Medikamentenverbrauch ordentlich pushte.

Und schließlich hatte ein kluger Kopf die beste Idee: Medikamente nicht für Kranke, davon gibt es nicht genug, nein, besser sind Medikamente für Gesunde, man muss den Leuten nur noch einreden, dass sie sie brauchen zwecks Wellness und Lifestyle und ›in‹ sein (Viagra, Vit.Q, Vit. E, Testosteron und so weiter).

Ich gebe ja zu, dass auch viele Ärzte erkannt haben, dass es sich nicht mehr lohnt, Kranke zu behandeln, viel lukrativer ist es, Gesunden Krankheiten einzureden und möglichst mit IGEL-Leistungen abzuzocken.

(Jede Gesellschaft bekommt die Ärzte, die sie verdient).

*IGeL-Leistungen* (individuelle Gesundheitsleistungen) wurden uns von der KV offiziell empfohlen, um die Verluste bei der Behandlung von Kassenpatienten zu kompensieren. Ich nenne sie Schwein-Igel-Leistungen. Es gehören natürlich auch Dinge dazu, die berechtigterweise privat liquidiert werden, etwa Reiseimpfungen oder Bescheinigungen für private Zwecke. Warum aber zum Beispiel Augendruckmessungen, die früher immer über die Krankenkasse abgerechnet wurden, plötzlich – weil angeblich nur Vorsorge – privat zu zahlen sind, leuchtet mir nicht ein.

Ich bin mal gespannt, wann jemand fürs Blutdruckmessen (wofür es keine Punkte gibt), die Hand aufhält! Keine Frage, dass mit Igeln viel Schindluder getrieben wird, und schämen sollten sich besonders die Ärzte, die ihre Arzthelferinnen dazu verdonnern, gleich bei der Anmeldung den Leuten Dinge anzudrehen, die sie nicht brauchen – das sollten sie bitte schön dann schon selber machen!

Aber was soll's, dass ich mich aufrege, unser Gesellschaftssystem beruht nun mal zu großen Teilen auf Betrug und Beschiss, leidtun mir nur die Leute aus der ehemaligen DDR, die soviel Illusionen gehabt haben.

*DMP (Disease-Management-Programme):* Wieder ein wunderschönes Beispiel dafür, was dabei herauskommt, wenn Professoren und Bürokraten eine Sache in die Finger bekommen und meinen, anderen Vorschriften machen zu müssen. Natürlich hätte man für die Behandlung von Diabetikern Leitlinien erstellen können, aber muss man wirklich daraus ein Krankenverwaltungsprogramm machen mit mehreren DIN-A4-Bögen in mehrfacher Durchschrift, Unterschriften von Arzt und Patient? Die Formulare waren für die Praxis vollkommen unbrauchbar, beispielsweise sollte das Körpergewicht mit Stelle nach dem Komma angegeben werden, insgesamt ca. zweihundert Kästchen mussten auf dem Bogen angekreuzt werden – oder auch nicht.

Dass es keinem Menschen möglich ist, das in vertretbarer Zeit fehlerfrei zu erledigen, interessiert doch keinen Bürokraten, also wurden anfangs achtzig Prozent der Bögen nach Computerauswertung an den Absender zur Korrektur zurückgeschickt. Was die Patienten davon gehabt haben, bleibt mir ein Rätsel.

*Zwangsfortbildung*: Natürlich ist es an der Zeit, Ärzte auszusortieren, die keinerlei Ahnung von der Materie mehr haben und sich nur noch auf Gebührenordnungen oder lukrative Alternativmedizin spezialisiert haben. Wenn man dafür aber Punkte sammeln muss, die es überwiegend auf Fortbildungsveranstaltungen gibt, wo Referenten nicht schlecht bezahlt werden, liegt der Verdacht nahe, dass es überwiegend um Unterstützung für die aufblühende Fortbildungsindustrie geht. Jeder Arzt bekommt mindestens zehn Fachzeitschriften wöchentlich kostenlos zugeschickt, wenn er sich mal die Mühe macht, abends eine Stunde da reinzuschauen, hat er genug für seine Fortbildung getan und muss nicht seinen freien Nachmittag oder Samstag auch noch von seiner knappen Freizeit opfern. Ist schlicht inhuman, zumal bei der erforderlichen Punktzahl praktisch keine Freizeit mehr übrigbleibt. Wer kontrolliert denn außerdem, ob bei den Fortbildungsveranstaltungen überhaupt etwas gelernt wird? Warum kann man nicht jeden Arzt zu einer schriftlichen Prüfung einladen, etwa alle fünf Jahre, um ein objektives Bild über sein Fortbildungsverhalten zu bekommen, und überlässt es ihm selbst, wie er sich sein Wissen aneignet?

Mit der Idee der *Patientenquittungen* hätten sich die Ignoranten aus dem Gesundheitsministerium beinahe selbst ein Bein gestellt. Denn hätten die Patienten erfahren, wie niedrig die Beträge sind, die wir für unsere Tätigkeiten bekommen, hätten sie sich fragen müssen, wofür eigentlich ihre hohen Krankenkassenbeiträge verwendet werden. Es hat aber nie ein Patient eine solche Quittung von mir haben wollen, und man hat auch schnell nicht mehr darüber geredet, nachdem bekannt wurde, dass Schlüsseldienste mindestens das Dreifache von dem verlangen, was Ärzte für einen nächtlichen Notfallbesuch bekommen. (Wenn sie es nicht sowieso zum Nulltarif erledigen müssen, weil das Praxisbudget schon überschritten ist).

Die Einführung der *Praxisgebühr*, bei der die Ärzte 10 Euro als Büttel der Krankenkassen für diese eintreiben mussten, war ein weiteres Mittel, das das Gesundheitsministerium sich ausgedacht hatte, um die Ärzte zu demütigen und ihnen klarzumachen, dass es sich bei ihrer Praxis um keine humanitäre Einrichtung, sondern um ein gewinnorientiertes Wirtschaftsunternehmen zu handeln habe. Da hat es mir dann endgültig gereicht.

Ich habe großzügig auf weitere Segnungen der Gesundheitsreform wie *Praxiszertifizierung, Hausarztmodelle, Praxisnetze und Einzelverträge mit den Krankenkassen* verzichtet, alles bestens geeignet, die Bürokratie weiter aufzublähen. Allerdings hatte ich wirklich großes Glück, dass ich überhaupt einen Praxisnachfolger gefunden habe, denn wer will sich das noch alles antun? Auf meine Anzeige im Ärzteblatt bzgl. Praxisabgabe erhielt ich lediglich eine Zuschrift, später gab es einen weiteren halbwegs Interessierten, und mein Steuerberater hatte mir aufgrund seiner Erfahrungen keinerlei Hoffnungen machen wollen. Die Sache schien sich zunächst auch zu zerschlagen, und ich richtete mich schon darauf ein, noch bis 2009 in meiner Praxis zu sitzen. Dann ging alles wieder ganz schnell und nach einem Quartal, im April 2005, saß schon mein Nachfolger, ein Allgemeinmediziner, in der Praxis und ich konnte endlich alle entgangenen Urlaubszeiten nachholen.

Einige Patienten waren schon schockiert über meinen plötzlichen Abgang, und von manchen konnte ich mich auch nur schwer trennen. Aber insgesamt ist es mir recht leichtgefallen, während manche sich ja nur schwer damit abfinden können, nicht mehr das Sagen zu haben – zuhause nämlich.

Einen Patienten habe ich noch nach Beendigung meiner Tätigkeit privat besucht, und wir hatten uns eigentlich noch zum Angeln verabredet, aber ich konnte jetzt nur noch zu seiner Beerdigung gehen. Er gehörte zu denen, die immer Glück gehabt haben, aber man kann sich halt nicht darauf verlassen. Ganz zu Beginn meiner Niederlassung musste ich ihn wegen eines Herzfehlers in die Medizinische Hochschule Hannover (MHH) einweisen, wo er eine künstliche

Herzklappe erhielt. Nach mehreren Jahren riss die Klappe infolge einer Entzündung aus, der Patient wurde schon im Koma mit dem Hubschrauber in die MHH geflogen, wo sofort eine neue Herzklappe und ein Herzschrittmacher implantiert wurden. Nach der Operation wachte er nicht aus dem Koma auf und galt praktisch schon als hirntot. Schließlich wurde es als Pflegefall völlig desorientiert ins Gronauer Krankenhaus zurückverlegt.

Warum sich sein Gehirn in den folgenden Monaten wieder völlig erholt hat, weiß niemand. Einige Jahre später musste die Herzklappe erneut ausgetauscht werden, diesmal ging alles glatt. Gestorben ist er jetzt nicht an seinem Herzfehler, sondern an einem Herzinfarkt infolge Verengung der Herzkranzgefäße, trotz anfangs erneut glücklich überstandener Operation. Woher er die neue Erkrankung plötzlich bekam, weiß niemand. Ich habe das immer wieder beobachtet: Wenn man an einer Krankheit nicht sterben will, stirbt man eben an einer anderen.

Noch zu einer weiteren Beerdigung eines ehemaligen Patienten bin ich inzwischen gegangen. Dieser hatte mir damit imponiert, dass er sich immer mit einem Buch ins Wartezimmer gesetzt hatte, und wir haben uns dann immer sehr angeregt darüber und über die Welt unterhalten und haben uns immer versichert, dass das ein gegenseitiges großes Vergnügen gewesen sei.

Das dramatischste Ereignis während meiner Praxistätigkeit war, als ich hinzugerufen wurde, als sich ein Pastor aus einem Nachbardorf im Kirchturm erhängt hatte. Der Küster hatte ihn oben entdeckt, ihn aber noch nicht abgeschnitten, und vielleicht war das auch besser so. Weitere dörfliche Dramen habe ich erlebt: Jemand wurde auf dem Friedhof erschlagen und die Vermieterin unseres Hauses wurde erschossen. Da fällt mir noch ein, dass ein sehr netter Kollege aus dem Siloah-Krankenhaus im Notarztwagen bei einer Reanimation infolge der körperlichen Anstrengung akut verstarb; wie es für den Patienten ausging, weiß ich allerdings nicht.

Mir selbst ist es passiert, dass man mir die Radbolzen an einem Vorderrad teilweise entfernt und teilweise gelockert hatte, allerdings hat man das in Kurvenfahrten schon gespürt, ehe das Rad davonfliegen konnte. Und einmal sind wir mit ziemlich platten Reifen im Urlaub an der Ostsee angekommen. In den beiden Hinterreifen steckten zwei Nägel, die muss man mir vor der Praxis unter die Hinterreifen gestellt haben, so dass sie sich beim Rückwärtsfahren in die Reifen bohrten. Du siehst: Landarzt gehört zu den gefährlichsten Berufen – jedenfalls, wenn man Patienten unter der Landbevölkerung nicht alle Wünsche erfüllt.

Wo wir gerade bei Patienten sind: Dazu gehörten dann ja auch meine Eltern, die mehrere Jahre meist in meine Samstags-Sprechstunde kamen. Natürlich waren sie nicht die einfachsten Patienten. Mein Vater weigerte sich strikt, ins Krankenhaus eingewiesen zu werden, sowohl als er einen leichten Schlaganfall erlitt, als auch bei einer lebensbedrohlichen Beckenvenenthrombose. Aber natürlich hatte er Glück, auch dass die Spritzen nach einer akuten Herzschwäche mit hochgradiger Lungenstauung schließlich doch anschlugen, und selbst zuletzt hatte er Glück, als er eines Tages tot umfiel, und die

Besatzung des gerufenen Notarztwagens nicht versuchte, ihn zu reanimieren. (Sichere Todeszeichen gab es natürlich noch nicht, nur vermutlich eine Null-Linie im EKG, als der Schein ausgestellt wurde).

Meine Mutter übernahm nach dem Tod meines Vaters dessen Herzrhythmusstörungen, ist aber nicht daran gestorben, sondern fünf Monate später – wie schon oben erwähnt – an einer extrem seltenen inneren Bauchwandhernie (Hernia obturatoria), die nur durch sofortige Operation festzustellen und zu beheben gewesen wäre. Nun besserte sich anfangs ihr Zustand wieder nach Einlieferung ins Gronauer Krankenhaus, und einer Operation stand sie ohnehin ablehnend gegenüber. Sie hat ja immer erzählt, dass sie sich vor den Operations-Saal gestellt habe, als man meinen Vater in den 40er Jahren wegen einer nicht mehr frischen Granatsplitterverletzung im Bauch operieren wollte, und dass sie ihm damit das Leben gerettet habe. In ihrem Fall hätte sie aber nur eine Chance gehabt, wenn man den Bauch gleich aufgemacht hätte. Als eine Operation dann unumgänglich wurde, weil sie ständig erbrach, war es zu spät und der Darm schon teilweise abgestorben. Das führte dann zu einer Sepsis, also Entzündung mit Versagen aller Organe. Man hat sie dann bis zu ihrem Tod in der Narkose gelassen (künstliches Koma).

Die Möglichkeit, ein künstliches Koma aufrechterhalten zu können, ist eine der segensreichsten Fortschritte der Medizin und ermöglicht es zum Beispiel erst, Schwerstverletzte schmerzfrei zu halten und behandeln zu können. Keinesfalls segensreich ist die Möglichkeit, durch eine durch die Bauchdecken direkt in den Magen gelegte Sonde (PEG), eine langfristige Ernährung durchführen zu können. So werden zunehmend pflegebedürftige Patienten, zum Beispiel nach schwerem Schlaganfall, am Leben gehalten trotz schwerster Hirnschädigung und fehlender Besserungsmöglichkeit. Schlimmer als sterben zu müssen ist es sicher, nicht sterben zu dürfen. Falls du mal später (kannst du dir ja noch viel Zeit lassen), eine Patientenverfügung erstellen willst, muss unbedingt rein, dass du keine PEG über mehr als vier Wochen wünschst.

Seitdem immer mehr Menschen mit PEGs in Pflegeheime verlegt werden, liegen sich natürlich immer mehr durch (Dekubitalgeschwüre), was nach Ansicht der Professoren gar nicht vorkommen darf. Na, sollen die doch erst mal ein halbes Jahr im Pflegeheim arbeiten und die Überforderung der Pflegekräfte bei Personalmangel infolge der allgemeinen Kostenreduzierung sehen, bevor sie kluge Ratschläge erteilen!

Lass mich noch was zur Vorsorge-Hysterie sagen, weil es typisch dafür ist, was dabei herauskommt, wenn Leute nicht zu Ende denken können. Da glaubt man als Allheilmittel gegen die steigenden Kosten im Gesundheitswesen die Vorsorge (Prävention) propagieren zu müssen. Wenn, so denken die Schlichtdenker vom Gesundheitsministerium, ich eine Krebskrankheit frühzeitig erkenne und behandle, dann spare ich jede Menge Kosten für eine verspätete umfangreiche Therapie. Nach dem Motto: Vorbeugen ist billiger als heilen.

Nur hat man dabei leider vergessen, dass der Mensch erstens nicht unsterblich ist und zweitens nach der Heilung einer Krankheit meistens eine zweite bekommt. Wenn ich also beispielsweise einen Brustkrebs rechtzeitig erkenne und erfolgreich behandle, ist das wirtschaftlich nur dann von Vorteil, wenn die Patientin später keine weitere, evtl. teurere Erkrankung bekommt. Global betrachtet ist außerdem zu berücksichtigen, dass die Kosten für ein Vorsorgeprogramm, das ja sehr viele Menschen erfassen muss, durchaus höher liegen können als gezielte therapeutische Maßnahmen erst nach Auftreten von Symptomen bei einzelnen Patienten. Man darf auch nicht vergessen, dass bei Vorsorgeuntersuchungen sehr viele Patienten in Verdachtsfällen in die Mühlen der Kontrolluntersuchungen geraten, die niemals wirklich erkrankt wären. Man schafft also viele ›Kranke zur Beobachtung‹, denen man schon dadurch ein Stück Lebensqualität nimmt, die jedenfalls in keiner Weise davon profitieren und nur unnötige Kosten verursachen.

Natürlich kann im Einzelfall ein Patient durchaus Nutzen davon haben, wenn er zur Vorsorge gegangen ist, aber ein gesamtwirtschaftlicher Profit der Programme ließe sich allenfalls bei sehr häufig vorkommenden Erkrankungen erwarten. Genauso irrational ist es, Rauchern vorzuwerfen, die Gesellschaft zu schädigen, sieht man einmal davon ab, wenn sie andere zum Mitrauchen zwingen. Raucher schädigen in erster Linie sich selbst, die Gesellschaft aber profitiert von ihrem frühzeitigen Ableben, was die Rentenkassen enorm entlastet. Von der Tabaksteuer will ich gar nicht reden. Raucher bekommen ihren Krebs oder ihre Durchblutungsstörungen nur eher als Nichtraucher, die älter werden und an ihren Erkrankungen auch noch sterben, aber erst, nachdem sie der Gesellschaft schon erhebliche Kosten in Form ihrer Rente aufgebürdet haben. Es sind also eher die Nichtraucher (du weißt, ich gehöre zu ihnen), die der Gesellschaft schaden!

So, was bleibt noch zu sagen? Vielleicht ein ›Dankeschön‹ an jene Patienten, bei denen man sich immer gefreut hat, wenn sie gekommen sind, natürlich besonders an die netten Nachbarn vom Gexberg. Mit Sicherheit ein ›Ihr-könnt-mich-mal‹ an die Bürokraten von Krankenkassen und Gesundheitsministerium, die den Ärzten nicht nur die Arbeit erschweren, sondern auch keine Ahnung von dem haben, was sie tun. Aber weiß ich es denn besser? Ich gebe zu, dass ich nicht Gesundheitsminister sein möchte. Wenn das kranke Gesundheitswesen wieder genesen soll, müsste erst mal die kranke Gesellschaft saniert werden, denn jede Gesellschaft bekommt nicht nur die Ärzte, die sie verdient, sondern auch die Pharmafirmen und die Patienten, die sie verdient hat. Unsere Gesellschaft wird sich aber allenfalls nach dem nächsten Krieg ändern – in welcher Hinsicht auch immer!

Was können wir inzwischen tun? Die KV hat jahrelang bei den Ärzten die Illusion geweckt, man könne allmählich wieder zur Leistungsvergütung in DM- bzw. EUR-Beträgen zurückkehren und versucht, mit immer neuen und komplizierteren Gebührenordnungen und Honorarverteilungsmaßstäben sich dem anzunähern; kaum hat eine Gebührenordnung halbwegs funktioniert, folgte die nächste Verschlimmbesserung. Tatsache ist, dass an der Gesamthonorar-Deckelung nicht zu rütteln ist, weil sonst die Krankenkassenbeiträge ins Unermessliche steigen würden, es kommt nur darauf an, das Honorar einigermaßen gerecht zu verteilen. Also muss man versuchen, durch eine möglichst einfache Gebührenordnung Abrechnungsmanipulationen zu verhindern, denn das Honorar würde schon für alle reichen, wenn alle korrekt abrechnen würden. Also bleibt nur eine Vergütung in Form von Pauschalen in Abhängigkeit von Alter und Geschlecht der Patienten. Das hat neuerdings auch die Kassenärztliche Bundesvereinigung erkannt! Ich warne aber davor, die Pauschalen diagnoseabhängig zu gestalten. Im Krankenhaussektor hat die diagnoseabhängige Honorierung dazu geführt, dass Spezialisten zur ›Optimierung‹ der Diagnosen eingestellt wurden. Da wird dann halt aus jeder Bronchitis eine Lungenentzündung und jede passagere Durchblutungsstörung zum Schlaganfall und so weiter!

Man muss ferner die Patienten darüber aufklären, dass es schon eine Zweiklassen-Medizin gibt und Kassenpatienten im Unterschied zu Privatpatienten keineswegs mehr eine optimale, sondern nur eine ›ausreichende‹ Versorgung zusteht. Ob man die

Prämien für die private Versicherung weiterhin so steigen lassen kann, ist allerdings die Frage. Natürlich muss auch diskutiert werden, ob man den Fortschritt in der Medizinischen Wissenschaft so weit treiben will, dass er unbezahlbar wird. Meines Erachtens muss man sich darauf besinnen, dass es nicht nur ärztliche Aufgabe ist, das Sterben zu verhindern, sondern eher noch, das Leben erträglich zu machen. Und dass es primär der Beruf des Arztes ist, entstandene Krankheiten zu heilen und es problematisch ist, über Aufklärung hinaus mündigen Patienten Vorschriften zur Lebensführung zu machen. Das ist eher die Sache von Politikern und Krankenkassen und Kirchen, in jedem Fall aber die private Entscheidung des Einzelnen.

Dringend erforderlich ist es, den Medizinischen Dienst der Krankenkassen (MDK), der zunehmend als Instrument zur Leistungsabwehr und Behinderung der Ärzte eingesetzt wird, zu überwachen und ihn bei Verweigerung von Leistungen (besonders gern der häuslichen Krankenpflege) gegebenenfalls haftbar zu machen.

Na ja, mich muss das eigentlich nicht mehr besonders interessieren, (es sei denn als zukünftiger Patient), ich habe ja die Kurve gerade noch gekriegt und kann jeden Tag mit dem Fahrrad dreißig bis vierzig Kilometer durch die herrlichen Leineauen fahren, auch bis zur Eilenriede in Hannover, wo wir früher gewohnt haben, ich kann schreiben, malen, mich mit meinen Aquarienfischen beschäftigen, keiner macht mir da Vorschriften oder droht mir mit Regressen.

## Vom Malen, Schreiben und Patientendasein

Nachdem ich meine Praxis glücklich losgeworden war, habe ich zunächst in der JVA Sehnde einen Insassen betreut, von dem ich in der Zeitung gelesen hatte.

Er war die meiste Zeit seines Lebens im Knast gewesen, nicht wegen der Schwere seiner Delikte, sondern weil er sich in Freiheit derart verunsichert fühlte, dass er nach Entlassung schnell kleinere Straftaten beging, nur um wieder in die Sicherheit des Gefängnisses zurückkehren zu können. Einmal brach er, nachdem er notgedrungen das Gefängnis verlassen musste, gleich auf dem Parkplatz der JVA ein Auto auf, nur um möglichst schnell wieder in seine Zelle zurückkehren zu können.

Dieser Mann war ein durchaus talentierter und umgänglicher Künstler, der in seinen Bildern einen eigenen Stil entwickelte und in der JVA genügend Zeit dafür hatte. Leider wurde er später in die JVA Hannover verlegt, und nachdem ich dann als neuen Gesprächspartner einen ganz gewöhnlichen langweiligen Betrüger, wie sie ja typisch für unsere Gesellschaft sind, bekam und unter den Mördern und Totschlägern offenbar kein Gesprächsbedarf bestand, habe ich den Job im Gefängnis aufgegeben, zumal dort kein Mangel an ehrenamtlich Helfern war.

Immerhin habe ich es dem Künstler im Gefängnis zu verdanken, dass ich mich mehr mit Kunst beschäftigte und einen Malkurs begann, zunächst in Elze bei Leo Krystofiak. Dort hat das Malen wirklich Spaß gemacht und ich habe innerhalb kurzer Zeit viel gelernt. Nachdem wir dann 2006 nach Laatzen bei Hannover umgezogen sind, habe ich dort zunächst ehrenamtlich beim DRK als Schriftführer gearbeitet, später habe ich beim NABU in der Alten Feuerwache die Besucher betreut und das Malen beim Kunstkreis Laatzen fortgeführt, wo ich dann auch das Amt des Schriftführers übernommen habe. Inzwischen habe ich über dreihundert Acrylgemälde fertiggestellt (einige sind in diesem Buch abgebildet) und daneben auch Aquarelle gemalt und am Fluid Painting viel Spaß gehabt. Neben dem Malen habe ich drei kleine Bände mit satirischen Gedichten und Kurzgeschichten veröffentlicht und mehrere Lesungen unter dem Titel ›*Medizynische Betrachtungen*‹ zusammen mit Fritz Pape vom Calenberger Autorenkreis gehalten sowie eine gut besuchte Lesung über das Leben und Werk von Franz Kafka im Kunstkreis Laatzen.

Leider war ich in den Jahren 2017 und 2018 durch wiederholte Krankenhausaufenthalte am Malen und Schreiben oft verhindert: zuerst wegen eines perforierten Blinddarms, dann wegen einer geplatzten Gallenblase infolge eines Steines. So hatte ich die Gelegenheit, das Krankenhaus erstmalig aus der Perspektive des Patienten kennenzulernen. Ich muss sagen, dass ich mich nicht beschweren kann und meinen Chirurgen dankbar bin für ihre professionelle Hilfe – auch eine Art Kunst, denke ich. Besonders angetan war ich von den Narkosen – wenn der Tod auch nicht schlimmer ist, ist´s schon okay. Da es mir jetzt wieder ganz passabel geht, habe ich auch die Absicht, mich jetzt mehr beim Calenberger Autorenkreis zu engagieren, wenn ich diesen Lebensbericht abgeschlossen habe.

Also: Schluss jetzt!

Und bitte nicht vergessen: Alles hat seine Zeit, in der Ruhe liegt die Kraft – und jede Gesellschaft bekommt die Ärzte, die sie verdient.

## Statt eines Nachwortes

Noch ein kleines Geständnis: Ich selbst war in den ersten Jahren meiner Praxistätigkeit meiner gesetzlichen Krankenkasse treu geblieben, bis sie mir dringend erforderliche Hilfsmittel für einen meiner Patienten verweigert hat. Da bin ich aus purem Zorn ausgetreten und musste mich dann privat versichern. Frag mich nicht, wie ich jetzt darüber denke.

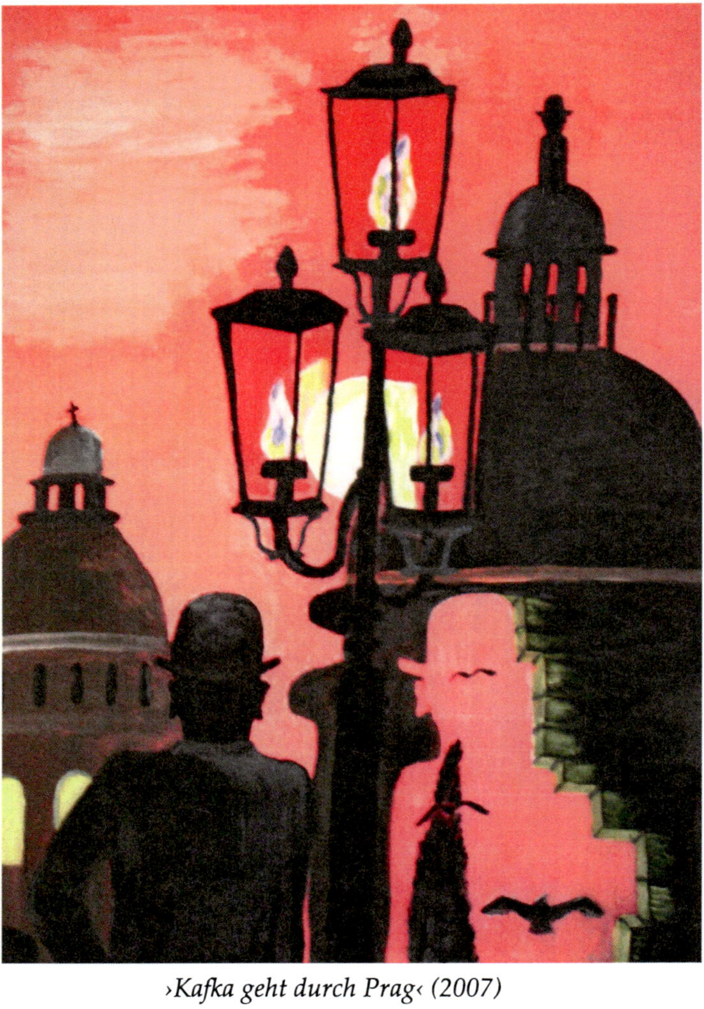

*›Kafka geht durch Prag‹ (2007)*

## Anhang I:

## **Landarzt 2000**

### **Doktors alltäglicher Albtraum**

*(Nach Franz Kafka: Ein Landarzt)*

Der Ruf eines Patienten zu einem dringenden Hausbesuch hatte mich erreicht, aber mein Wagen, auch nicht mehr der jüngste, ließ mich im Stich in dieser kalten Winternacht. Unschlüssig, den Koffer in der Hand, stapfte ich durch den kniehohen Schnee, als das Bellen meiner Hunde plötzlich in klägliches Jaulen und Wimmern überging. Besorgt lenkte ich meine Schritte zum Zwinger, den ich erreichte, als plötzlich Stille eintritt und alles wie eingefroren liegt unter dem kristallklaren Mond. Als ich die Zwingertür öffne, erkenne ich zu meiner Verblüffung die Motorhaube eines großen Wagens, eines Rolls-Royce, und rechts und links stehen, zu Salzsäulen erstarrt, auf den Hinterbeinen aufgerichtet, meine beiden

Hunde, im nächsten Augenblick sich dehnend und verwandelnd in zwei livrierte Lakaien. Als ich sie erreiche, werden sie lebendig, einer öffnet die Wagentür, und unter Stöhnen und Ächzen wälzt sich ein dicker Mann mit Melone aus dem Wagen, eine Zigarre in der mit Ringen bewehrten Hand. »Hey, Doc«, ruft einer der Lakaien, mir auf die Schulter schlagend, so dass ich in gebückter Haltung vor dem Dicken zu stehen komme, »dies ist dein Arbeitgeber, der Boss aller Kassenbosse.« – »Und dies«, ergänzt der Boss, »sind meine Gehilfen, Aoki und Barmi. Wir haben gehört, dass eines unserer Mitglieder deine Hilfe braucht, du aber deinen Pflichten nicht nachkommen kannst. Nun«, beschwichtigt er mich mit großzügiger Handbewegung, »wir sind gekommen, dir zu helfen, steig ein, wir bringen dich hin.« Und ehe ich antworten kann, schiebt er mich samt Koffer in den Fond des Wagens. Hier ist alles luxuriös eingerichtet, einschließlich TV und Bar, aber im Einsteigen entdecke ich doch, dass die Räder des Wagens nicht rund sind, sondern eckig und ohne Luft. Der Kassenboss steigt selbst nicht mit ein, sondern schlägt die Tür zu, während vorn die Kassenbüttel Platz nehmen, und durchs offene Fenster brüllt er mir ins Ohr: »Du weißt sicher, Doc, dass du diesen Hausbesuch auf eigene Kosten machen musst, denn dein Praxisbudget ist längst überschritten, wir werden dir also eine Rechnung für die Fahrt schicken müssen, und ich werde mir erlauben, zwischenzeitlich deine Praxis zu überprüfen. Sei aber unbesorgt, diesen Hausbesuch darfst du noch machen.« Sein Lachen dröhnt mir in den Ohren. »Ich will aussteigen«, schreie ich empört und drücke, aber vergeblich, gegen die Wagentür. »Halt, halt«, brüllt der Dicke, »natürlich kannst du jederzeit aussteigen, aber du willst dich doch nicht der unterlassenen Hilfeleistung schuldig machen. Diesen Hausbesuch musst du noch machen und wenn er Wochen und Monate dauert, dann kannst du aussteigen, dann musst du sogar aussteigen, denn auch dein Arzneimittelbudget ist längst überschritten, und dich erwartet ein stattlicher Regress, der dich ruinieren wird. Darum gehe ich jetzt und schließe deine Praxis.« Wütend werfe ich mich gegen die Wagentür.

»Holla lustig«, ruft der Boss, die Kassenbüttel anfeuernd, und die Limousine springt an und bricht durch die Zwingerwand, dass die Bretter zur Seite fliegen, aber ich habe keine Zeit, mich meiner Wut hinzugeben, da der ganze Wagen nun vom Rumpeln der eckigen Räder erschüttert wird und während der Fahrt beginnt, sich in seine Einzelteile aufzulösen. Erst fliegt das Dach davon, dann die Windschutzscheibe – eine klirrende Kälte lässt mich erstarren – zuletzt verabschieden sich Bar und TV.

Halb betäubt, nur noch auf den Rädern reitend, erreichen wir das Haus des Patienten. Ich betrete die kleine Stube, in der Vater, Mutter und Kinder um das Bett des Opas stehen, dessen Keuchen ich schon in der Tür wahrnehme. »Platz, Platz«, rufen die Kassenbüttel, mit den Ellenbogen mir den Weg bahnend, »hier kommt der beste Doc weit und breit, denn für unsere Mitglieder ist uns nichts zu teuer.« Die Untersuchung des Alten ist schnell getan und eindeutig. »Der Opa ist schwer krank, er hat eine Lungenentzündung. Eine starke und teure Medizin muss rasch besorgt werden«, und schon zücke ich den Rezeptblock und beginne das Medikament zu notieren. »Halt, halt«, ruft Aoki und entreißt mir das Blatt, »wir sind eine Gesundheitskasse und nur für gesunde Patienten zuständig, Rezepte für kranke Patienten, die ja nur durch mangelnde Vorsorge der Ärzte krank geworden sind, müssen die Ärzte selbst bezahlen!« – »Außerdem«, ergänzt Barmi, »hast du deine Arzneimittelrichtgröße längst überschritten und musst das Medikament in jedem Fall selbst bezahlen.« – »Schon gut«, sage ich, der ewigen Diskussionen um die Rezepte müde und angesichts der lebensbedrohlichen Erkrankung des Alten, »hier habt ihr mein Portemonnaie, kauft halt davon das Medikament.« Während ich mich dem Kranken, der mich dankbar ansieht, wieder zuwende, höre ich den empörten Aufschrei Barmis: »Was, Doc, von den paar Kröten können wir nicht mal das billigste Medikament besorgen! Dieser Doc hat nicht mal das Geld, seinen Patienten die Medikamente zu bezahlen und erdreistet sich doch, sich Kassenarzt zu nennen!« Und er schlägt mir mit dem Portemonnaie auf den Hinterkopf, dass die Münzen herausfallen und über den Fußboden rollen. »Tut mir leid, Doc, da hilft nur noch eines, da müssen wir zur stärksten alternativen Heilmethode greifen, und diese bezahlen wir sogar, denn alles was unsere Mitglieder wünschen, bekommen sie auch.« Und er fängt an zu singen und alle in dem kleinen Raum stimmen ein, eine eintönige Melodie aber ein wirkungsvoller Text:

*›Wir legen euch den Arzt ins Bett,*
*selbst wenn er das nicht gerne hätt',*
*es hilft zwar nicht – doch sapperlot:*
*wer eher stirbt, ist länger tot.‹*

Und schon fallen die Kassenbüttel über mich her und reißen mir die Kleider vom Leib. Da versucht der Kranke, mir zu helfen: »Lasst ihn, lasst ihn doch«, stöhnt er, »der ist ja viel kränker als ich, wie soll er mir helfen, selbst nur Haut und Knochen, ihr legt mir ja den Tod ins Bett.« Aber schon liege ich nackt neben ihm, Aoki schnürt mir die Kehle zu, und Barmi – jetzt wieder in Hundegestalt – beißt mir in die Hoden. Und jetzt, schon im Fieberwahn, sehe ich endlich klar: Oh, seliger Hippokrates, wir Ärzte haben unsere

Würde verloren. Wir haben es hingenommen, dass man Arztpraxen zu Wirtschaftsunternehmen und Ärzte zu Leistungsanbietern degradiert hat. Unsere Funktionäre schließen mit den Kassen Verträge, die die Ehrlichen unter uns ruinieren müssten, und um uns zu besänftigen, erfinden sie Schwein-‹IGeL‹-Listen, mit denen die Gewieftesten aus Gesunden Kranke machen, da es sich nicht mehr lohnt, Kranke gesund zu machen. Wir können es uns nicht mehr erlauben, großzügig, freigebig und barmherzig zu sein, überleben werden nur Marketingstrategen, Gesundheitstechniker und Scharlatane.

Mittlerweile hat der Alte aufgehört zu stöhnen – nur ich weiß, dass er gestorben ist – und im nicht enden wollenden Gesang der Kassenbüttel wie in einem schweren Traum versinkend, füge ich mich in mein Los. Betrogen! Betrogen! Einmal den Forderungen von Politikern und Kassen gefolgt, es ist niemals gutzumachen.

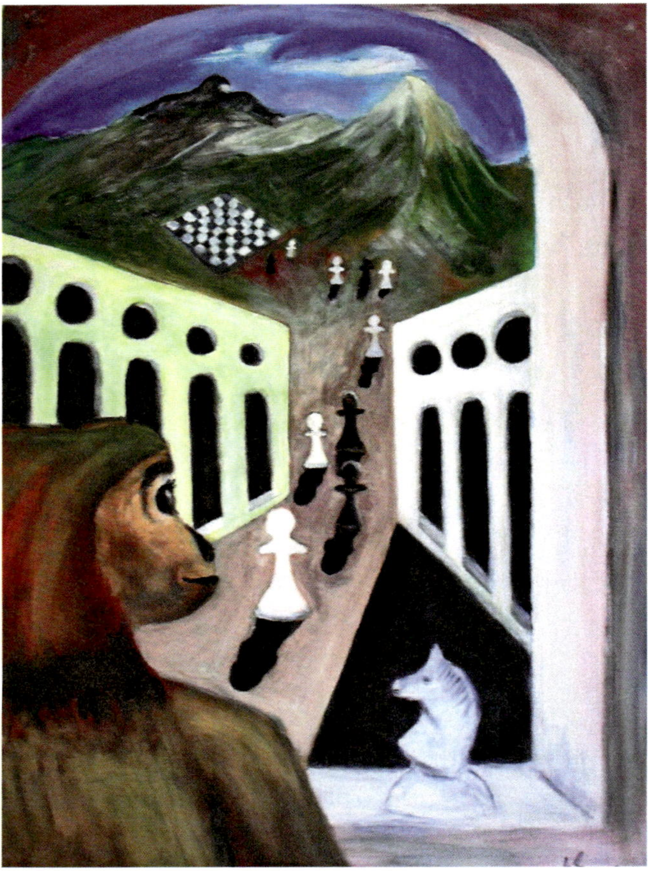

*›Schachmatt‹ (2018)*

# Anhang II:
# **Kleine Gedichte**

## Absage der Beerdigung

Was ihr mit meiner Leiche macht,
das ist mir ganz egal,
solang ich nicht dabei sein muss
beim Grab und Totenmahl.

Wenn's sein muss, fangt mal ruhig an,
ich komme später nach
und misch mich heimlich unter euch
und sage leise: Ach.

## Gedankenkrümmung

Alles was denkbar ist
wird einmal sein,
wir können nichts denken
grad nur zum Schein.
Irgendwo in Paralleluniversen
krümmt die Raumzeit
Gedanken zu Versen.

## Das Tumal

Ein Denkmal wollt ein Tumal sein,
denn es bildete sich ein,
dass nur Tun die Welt verändert,
mit Denken man die Zeit verschwendet.

Doch nach manch gestandenem Jahr
wurde unserem Denkmal klar:
Tun allein tut selten gut,
wenn man zuvor nicht denken tut.

## Medizyniker

Die Ärzte sind oft Zyniker,
ob Praktiker, ob Kliniker,
und nicht, dass sie sich selber täten,
was sie so gerne andern räten.

## Aberglaube

Leute, ihr könnt gerne glauben,
was zu glauben euch gefällt,
doch vergesst nicht, dass der andere
das für Aberglauben hält.

Aberglaube ist stets das,
was der andere glaubt zu wissen –
wirklich wissen wir nur eins:
dass wir alle sterben müssen.

## Dichtungskunst

Es ist gar nicht leicht, zu dichten,
immer bleibt was undicht,
da kommt Dichtung rausgequollen,
hättst es dichter machen sollen.

## Malerei

Worüber man nicht reden kann,
darüber muss man schweigen,
im besten Fall gelingt es dann,
in Bildern es zu zeigen.

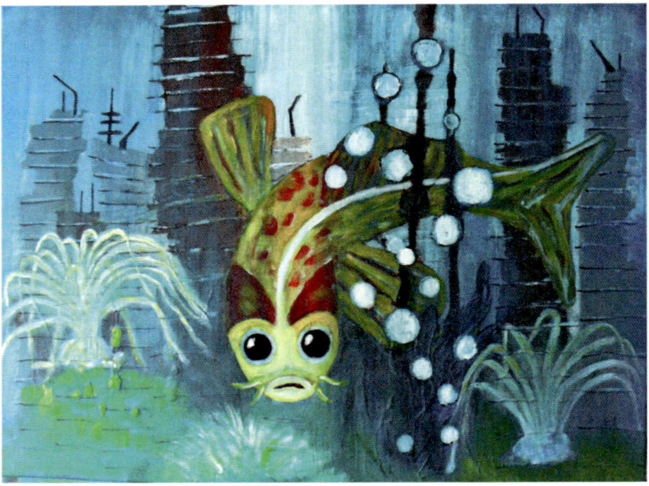

*›Zukunft‹ (2014)*

## Über den Autor

Dietmar Weiß wurde in den apokalyptischen Zeiten des Zweiten Weltkrieges 1944 in Kanth bei Breslau geboren, überlebte auf der Flucht eine Lungenentzündung und später, was schwieriger war, eine zweiundzwanzigjährige kassenärztliche Tätigkeit als Internist und Landarzt in Gronau bei Hildesheim, bevormundet von Ärztekammern, Gesundheitsministerien und Krankenkassen, wogegen er sich mit dem Schreiben satirischer Erzählungen und Gedichte zur Wehr setzte.

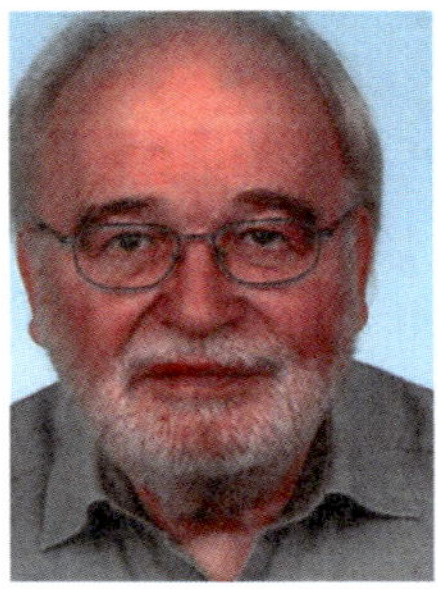

Heute lebt Dietmar Weiß in Laatzen bei Hannover und versucht, auch in seinen Bildern den ganz alltäglichen Wahnsinn sichtbar zu machen.

**›memorabilia‹**

*unter diesem Namen entwickeln wir eine besondere Buchreihe. Hier erscheinen vorzugsweise Lebenserinnerungen oder Sammlungen von Lebenserfahrungen, Memoiren, Erzählungen, Gedichte – in jedem Fall sehr persönliche Bücher, deren Autoren sich eine seriöse verlegerische Betreuung wünschen: vom Lektorat über das Korrektorat bis hin zum Layout. Gern schicken wir Ihnen als Muster ein aktuelles Exemplar zu.*

**›memorabilia‹**

*so hieß die lateinische Übersetzung eines berühmten Werkes des antiken Historikers Xenophon, der im 5./4. Jahrhundert v.u.Z. lebte. In seinen ›memorabilia‹ versammelte Xenophon Erinnerungen an den legendären Philosophen Sokrates, dessen Zeitgenosse er war. Daraus entwickelte sich eine Gattungsbezeichnung für Sammlungen von ›Denkwürdigkeiten‹ an Personen oder historische Ereignisse.*

**Kontakt**

memorabilia,
c/o Ganymed Edition
Deveser Straße 3
D-30966 Hemmingen
Mail: contact@memorabilia-ed.de